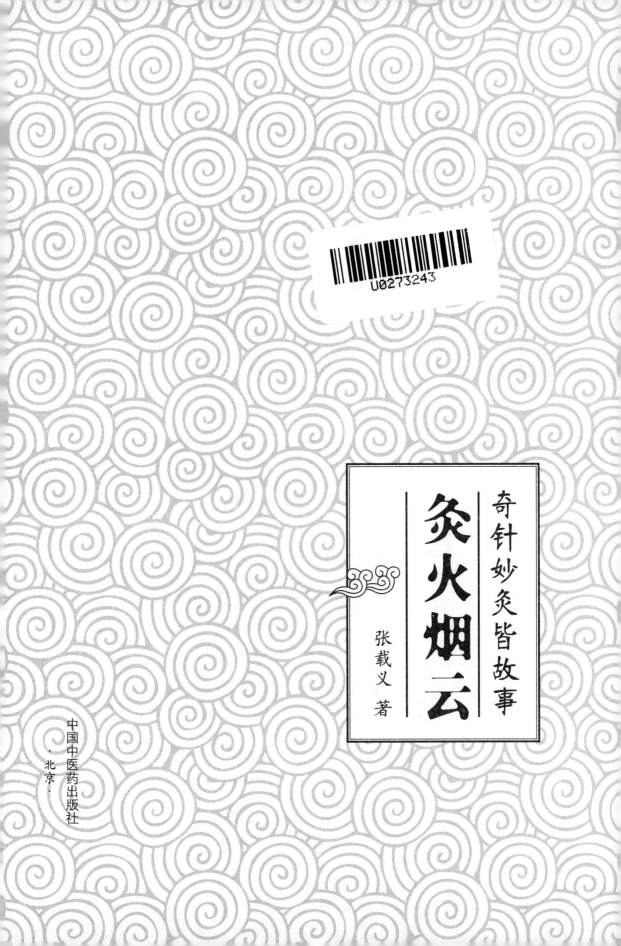

奇针妙灸皆故事

灸火烟云

张载义 著

中国中医药出版社

·北京·

图书在版编目（CIP）数据

灸火烟云 / 张载义著 . —北京：中国中医药出版社，2016.1（2020.12重印）
（奇针妙灸皆故事）
ISBN 978-7-5132-1771-2

Ⅰ. ① 灸… Ⅱ. ① 张… Ⅲ. ① 针灸疗法－普及读物 Ⅳ. ① R245-49

中国版本图书馆 CIP 数据核字（2013）第 292451 号

中 国 中 医 药 出 版 社 出 版
北京经济技术开发区科创十三街31号院二区8号楼
邮政编码 100176
传真 010 64405721
河北品睿印刷有限公司印刷
各地新华书店经销
*
开本 787×1092 1/16 印张 12.75 字数 202 千字
2016 年 1 月第 1 版 2020 年 12 月第 3 次印刷
书 号 ISBN 978-7-5132-1771-2
*
定价 38.00 元
网址 www.cptcm.com

如有印装质量问题请与本社出版部调换（010 64405510）

社长热线 010 64405720
购书热线 010 64065415 010 64065413
微信服务号 zgzyycbs
书店网址 csln.net/qksd/
官方微博 http://e.weibo.com/cptcm
淘宝天猫网址 http://zgzyycbs.tmall.com

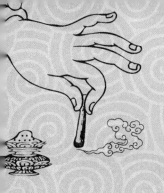

前言

故事，可以解释为旧事、旧业、先例、典故等含义。

作为文学体裁的一种，故事侧重于对事情过程的描述，通过对过去事件的记忆，描述某个范围社会的文化形态，从而阐发道理或者价值观，对于研究历史上文化的传播与分布具有重要作用。

针灸故事，是通过对过去有关针灸医事的记忆，描述不同历史阶段，针灸在人类社会活动中所起到的作用。

本书就是以故事的形式，讲述我国历代医家以及民间医生奇特的针灸医事活动。

一、故事的取材

（一）史料

涉及针灸内容的故事，早在春秋时期左丘明的《左传》就已有所记载，《左传·成公十年》中秦医医缓为晋景公诊病的一段对于疾病的论述，讲到病魔在"肓之上，膏之下，攻之不可，达之不及"，其中的"攻""达"指的就是灸刺。

而有关针灸治病的故事，最早见于司马迁的《史记》。《史记·扁鹊仓公列传》中关于扁鹊医事的记述是迄今为止所见到的最早的针灸故事的文献记载。但是，由于历史久远，所记述的医事活动，可能会出现情节的逻辑性可信，而时间、地点、被治疗的人物讹错的现象。如扁鹊故事中秦越人为虢太子治病的事例，若参考春秋战国的编年史、秦越人进行医事活动的时间段，以及相关文献，如司马贞的《〈史记索引〉》、刘向的《说苑》等，就能将其梳理清楚。

史料中，尤其是二十四史中中医名家的针灸医事大多具有一定的历史价值，但是，个别篇章中的故事情节，如《南史·张融传》中徐秋夫为病死的魂灵针除病痛的事，就只能将它看作是传说了。

另外，还有一些针灸活动的记述，载录于某个时期的某些地方志上，如于法开羊肉汤外加金针为孕产妇催产的事情记录于《绍兴府志》，孙卓三提壶揭盖治尿症的经验出于《江西通志》等。

（二）病案

来源于病案的针灸故事，最早出自淳于意的诊籍，见《史记·扁鹊仓公列传》。淳于意写下的诊籍，开创了我国病案记录的先河。

由于病案记录了真实的时间、地点和人物，事件的真实性确凿可靠，尤其是历代中医名家留下的专著中的本人行医的经验，就显得更加珍贵，如张从正的《儒门事亲》、窦材的《扁鹊心书》、罗天益的《卫生宝鉴》、杨继洲的《针灸大成》等。也有些内容取材于病例记录集大成的辑籍中，如江瓘的《名医类案》、魏之琇的《续名医类案》等。

（三）序言与跋文

有些素材来源于医书的序言与跋文，如崔知悌的《骨蒸病灸方》序言、庄绰的《灸膏肓俞穴法》跋文、吴瑭的《医医病书》序言等。前两篇关于灸疗的内容，是作者自己表白的写作动机及所经历的医疗往事。而后者则是吴瑭的弟子胡沄为吴瑭《医医病书》所作的序言，文中道出了他跟随大师的一段经历。

（四）杂记

也有部分内容，取材于一些文人的杂记当中，如沈括的《梦溪笔谈》、苏轼的《东坡杂记》等。

（五）古小说

部分故事取材于古小说，主要是宋元以前的小说集锦，如南朝刘宋时期记述魏晋人物言谈轶事的笔记小说《世说新语》、唐代传奇小说集《集异记》、宋代著名的志怪小说集《夷坚志》。还有宋人编写的一部大书《太平广记》，为收录汉代至宋初的野史小说及释藏、道经等和以小说家为主的杂著。记录南宋末年朝廷内外许多不见经传的野史的《齐东野语》等。取材于这类文献的有关内容，故事性强，事件的真实性还需要加以鉴别，但其中的道理还是值得玩味的。

（六）传说

除古代小说集锦外，还有少量流传于民间，难以找到出处的传说，也是本书故事的来源。

二、写作的基本原则

（一）忠实于原始资料，避免与史实冲突

本书故事的取材，有史有据，虽有所演绎，但也是在原始材料基础上的延伸，故事力求做到与针灸历史人物的史料相一致，故而在每一章的后面附上故事来源的主要参考文献。

（二）尽可能地发挥医理

原始资料中，有些医理讲得比较清楚，有的讲得比较模糊，还有言语极其简单，没有谈及医理的，本书尽其可能，在史料中寻求内含的医理，或者从其相关的文献，给予补充。如张洁古除臊臭的这一章，原始案例只有治法，但是，从他的治疗方法能够很明显地看出，他的这种取穴方法，是遵循着五输穴的五行生克关系而做出的选择。

（三）尽可能全面地概括出针灸各家流派的有关内容

考虑到历代医家所形成的针灸各家流派，为了能够概括出不同医家各具特长的针灸医疗特点，本书尽可能全面地搜集那些风格独特的中医名家的针灸轶事，尤其是中医院校教材《针灸各家学说》

与《针灸流派概论》所涉及的针灸历史人物。

（四）内容真实性的区别与判断

取自经史、病案、杂记之类的故事内容，其真实性比较可靠，尤其是那些时间、地点、人物名称都很清楚的材料。但是，史料中也可能存在些许传说性质的内容，如《南史·张融传》中秋夫疗鬼的故事就是一个典型的传说。一些取材于古小说的内容，如《夷坚志》《太平广记》《齐东野语》等，多具有野史的性质，但是，所述内容，对于针灸从业者，还是有一定参考价值的。本书对于不太符合客观现实的内容，在所在篇章的末尾都有说明。

（五）对人物性格的把握

故事的人物性格，主要根据史料中的有关记述，如《金史·张从正传》说其"为人放诞，无威仪，读书，作诗，嗜酒……"《元史·李杲传》说其"幼年异于群儿，及长，忠信笃敬，慎交游，与人相接无戏言……"等。

本书通过对针灸人物过往事件的描述，旨在弘扬传统中医药文化，倡导先贤们大医精诚、高风亮节的大家风范，学习他们团结互助、肝胆相照的兄弟情谊，以及他们刻苦钻研、勇于创新的精神。本书广揽各路医家，所涉针灸治验各具特色，但愿本书对针灸临床工作者以及有志于此的针灸爱好者，能有所启迪。其不足之处，希望得到医界同仁的帮助与指正。

张载义

2015 年 8 月于上海交通大学附属第一人民医院

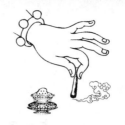

目录

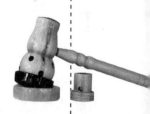

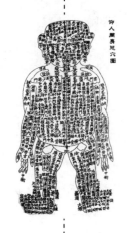

奇针妙灸皆故事

灸火烟云

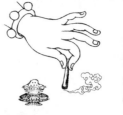

目录

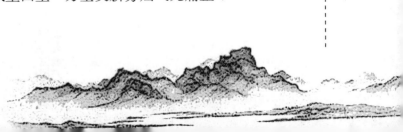

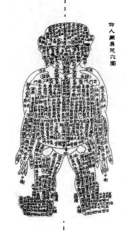

奇针妙灸皆故事

灸火烟云

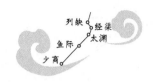

第一章 | 晋景公梦竖子遁入膏肓
秦医缓知君侯无可救药

这个故事发生在周代春秋中期，分封的诸侯国晋国。

晋国的国君晋景公名叫獳（nòu），就是著名的"赵氏孤儿"故事中晋国的君主。景公三年（公元前597），他听信佞臣谗言，杀害了赵盾的家人赵朔、赵同、赵括和全族老小。赵朔的遗腹子赵武在公孙杵臼和程婴的佑护下侥幸免祸。

景公十九年（公元前581）的一天，晋景公躺在床上，刚睡着不久，就听到一阵"噼啦啦"的声响。

晋景公被震醒，定眼望去，只见一个厉鬼，长长的头发散乱着一直拖到地上，他一手拿着劈斧，一手捶打着胸脯，不停地跳来跳去，吼着："你杀了我的孙子，你这不义的恶魔，我要请命于天帝，求天帝惩罚你。"

"劈啦啦"，又是一阵声响，厉鬼冲破了大门，又砍开了寝室的房门。

"不要！不要！"晋景公抱着头，窜出卧房，进入内室，堵住房门。结果，霹雳扑通一阵，房门又给踹散了。

厉鬼就在眼前，凶煞可怕。看到厉鬼要抓他，晋景公魂飞魄散，吓出了一身的冷汗，他被惊醒了。

醒来后，他立刻招来巫师，说："我刚才做了一个梦，你给我解一下这个梦。"

"您梦见一个厉鬼，这个厉鬼……"巫师没等晋景公说梦，就将他梦里的情景讲了出来。

灸火烟云 奇针妙灸皆故事

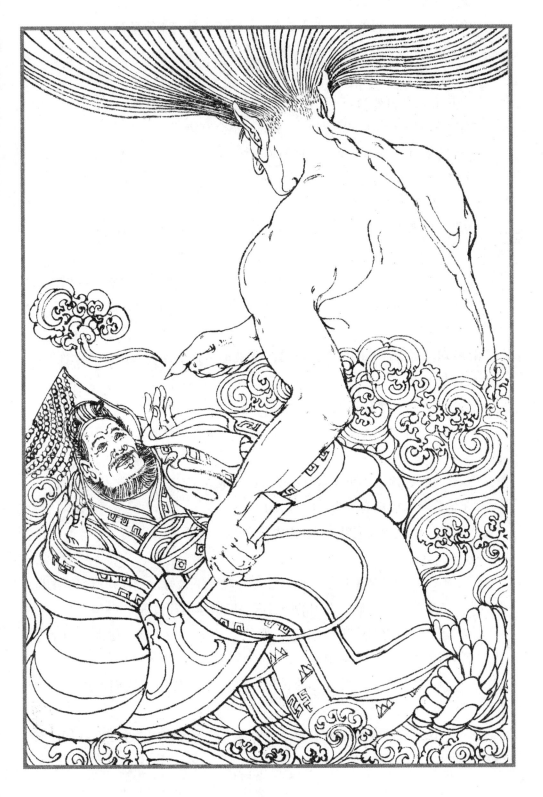

3

"这个梦预示着什么？"

"预示着……您可能撑不过这个麦季，吃不上新打下来的粮食了。"

"是吗？"

"基本如此。"

"与国君说话可要当心。"

"我是从梦中意境的提示推导出来的，不会有错。"

"好！ 如有不符，可要当心你的脑袋。"

"臣不敢妄为。"

据说，后来，晋景公还为此梦占卜过，卜得"大业之后不遂者为祟"的结果。

景公不明白其中的意思，就问卿大夫韩厥："我做了一个梦，被鬼祟所逼，今天又卜得此语，说是大业的子孙后代不顺利，因而作怪，这是怎么回事？"

韩厥知道赵氏孤儿的所在，就说："大业的后代子孙中已在晋国断绝香火的不就是赵家吗？"

景公问："赵家还有后代子孙吗？"

"只剩下一个孤儿赵武。"韩厥道，并如实地告诉晋景公赵氏孤儿成长的过程。

"这么算来，这孩子也十六七岁了，已经成人了。"

"是的，赵家应该有人来承继香火了。"

于是景公依照卿大夫韩厥等人的提议恢复了赵氏的宗位。

……

过了不久，晋景公生病了，而且病得不轻，不太好治。他知道秦国的医生高明，请秦医为他诊病，秦国的国君派名医医缓前往晋国。

当医缓赶往晋国都城的途中时，晋景公又做了一个梦。他看到两个竖子，就是两个小孩子，在互相对话。

一个说："医缓是个很厉害的良医，这次来，会伤害我们，还不赶快逃走？"

另一个说："那我们就躲在肓之上，膏之下，再高明的医生也拿我们没有办法。"

晋景公看到那两个小孩躲到了他们所说的膏肓之处。

不多时，医缓到了，他马上为晋景公诊病。一番望、闻、问、切之后，医缓对晋景公说："您的这个病已经没有办法治了。病魔在肓之上，膏之下，用灸法攻治不行，扎针又达不到，吃汤药，也是徒劳，实在没法子治啦。"

晋景公听了，觉得医缓的话，验证了自己梦见的两个小孩的对话，便点了点头，说："你的医术真高明啊！"

说完，他叫人送了一份厚礼给医缓，让他回秦国去了。

晋景公觉得自己的生命快要走到尽头，他想到了当时巫师说的"您吃不上新打下来的粮食"。

转眼芒种到了，麦子就要收割了，晋景公想着要吃新麦做成的面食，就命那麦子早熟之地的人献麦。

麦面磨出来了，厨子也把面食做出来了，晋景公可以吃新麦面做成的食品了。他叫来宫中的大夫，还特别在这个时候让那个为他解梦的巫师也一起上殿。

巫师跪在晋景公前，问道："国君有何吩咐？"

晋景公指了指摆在桌上的食品，说："你不是说我撑不过这个麦季吗？看看这桌子上的面食，是陈麦面做的，还是新麦面做的？"

巫师看了看新麦面做成的食品，不置可否。

"敢在我跟前欺诈谎骗，来人！ 将他拉出去斩了。"

宫内众人看到晋景公要杀巫师，心中惶惶，无人敢上前求情。

巫师被斩了。

晋景公拿起餐具，正要进食，突然，小腹一阵剧痛，他让身旁的小侍臣陪他到厕所去。小侍臣很高兴，他认为他得到了景公的恩宠，因为就在当天的凌晨，他也做了一个梦，梦见自己背负着国君登上天路，前途灿烂光明。

已是正午时分，两人去了厕所好大一会儿，人们心中感到不安，就都去院外等候，他们看到小侍臣背着晋景公走出厕所，晋景公已经没有了气息。

后来，晋景公下葬，小侍臣就陪葬在他旁边的墓坑里。

秦国医缓诊断高明，巧断预后的故事，为后人广为流传。

由这个故事中的内容派生出来的成语"病入膏肓""二竖为虐""攻之不可，达之不及"，也被人们所熟知。

春秋时期，秦国文化、经济比较先进，医学也处于领先地位，有"秦多名医"之誉，医缓即为其代表，他是历史记载的最早的专职医生之一，也是最早的宫廷医生的代表。后人如唐代温庭筠在《上杜舍人启》中说："陋容须托于媒扬，沉痼宜蠲于医缓。"元代刘诜在《霰雪和彭经历琦初》之一中云："坐悯民瘼深，谁与觅医缓。"皆以医缓喻指良医。

关于疾病的治疗方法，《灵枢·官能》道："针所不为，灸之所宜。"《医学入门》则有"药之不及，针之不到，必须灸之"。说明灸法在疾病治疗中的重要性。

然而，并不是说所有针药没能解决问题的病候最终都能通过灸的方法得到救治，像晋景公这样病入膏肓的人，就是精通方药针灸的名医医缓，也是针药攻之乏力，即使用上大灸也是攻之不可，只能宣告不可救药。

所谓膏肓，分开来讲，膏，中医指心尖脂肪，认为是药力达不到的部位；肓，在心脏和膈膜之间。可见膏肓的位置，处于生命关要之处。

不过，人体背部的膏肓穴，可对"病入膏肓"起到防治的作用。"或针劳，须向膏肓及百劳"，是脍炙人口的针灸歌赋《行针指要歌》中的一句。此处说的百劳，是督脉大椎穴的别名，在背部正中第七颈椎与第一胸椎棘突之间。膏肓即膏肓穴，在第四胸椎棘突下，旁开三寸（约四横指）处，属足太阳膀胱经，具有补虚益损、调理肺气的作用，是主治各种虚劳及慢性疾患的要穴。当久病不愈，身体呈现羸弱消瘦状态时，于膏肓穴处施灸，就能使身体恢复强壮。

灸法治疗疾病在我国有着久远的历史。关于灸的文字记载最早见于《孟子·离娄》《庄子·盗跖》诸篇。《庄子·盗跖》中有"（孔）丘所谓无病而自灸也"，无病而自灸指的是在没有发病的情况下自行施灸。

人体背部有主一身阳气的督脉和贯穿全身的足太阳膀胱经。"背宜常暖"，对背部膏肓穴、大椎，以及身柱（第三胸椎棘突下）、风门（第二胸椎棘突下，旁开1.5寸，约两横指处）、肺俞（第三胸椎棘突下，旁开1.5寸，约两横指处）等重要穴位，每次选用其中的2~3个穴位，用艾条温和灸 10~20 分钟，隔天一次，坚持进行，能防治感冒、咳喘、小儿吐乳等多种病症。这种对背部俞穴的保健灸对维护心肺功能、提高抗病能力，大有裨益。

参考文献

周·春秋·左丘明《左传·成公十年》、汉·司马迁《史记·卷四十三赵氏家第十三》

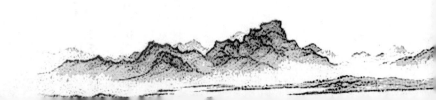

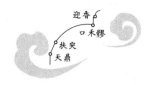

第二章

命妇发疝疾艾灼肝经解
仓公判生死依据异术诀

北宫，是西汉时期齐地的官员，职位司空。他的妻子，名出于，被封命妇。

一次，出于得病了，腹部肿胀，大小便也相当困难，北宫请来医生为她诊治，根据她的病情开了药方。

"夫人，该喝药了。"侍女端着煎好的药走到出于的床前，对她说道。

出于摇了摇头，说："肚子里的东西还停在那里，叫我怎么能喝得下去！"

"我来。"此时，北宫走了过来，接过侍女手中的药碗，问道："怎么样了？"

"还是顶得慌，肚子胀得好像一点也没下去，屁也放不出来。"出于回答道。

听说出于的症状毫无改善，医生们感到一头雾水。这时，有一位医生走到了出于的身边，他取出针来，又在出于的身上量了量，刺下了几针。这位医生一边不停地捻动提插银针，一边不时地问出于针下的感觉如何。

半晌下来，出于还是老样子，没什么变化。

出于得这个怪病已经好多天了，作为官员的北宫请医生看病并不难，而他请来的这么多医生，都认为出于的病是由于风邪的袭入，而选取足少阳脉来进行刺治。可是出于的腹胀依然如故，大小便多少天都没能痛快解出来，小便不时淋溺，点滴浸湿了她的衣裤。

灸火烟云
奇针妙灸皆故事

"怪了，难道我们大家都错了？"医生们面面相觑。

"不如请淳于意来看看吧！"不知哪位医生说了这么一句。

大家你看看我，我看看你，谁也没有更好的办法，只能向北宫推荐了淳于意。

淳于意，齐临淄人，曾任齐太仓长，管理齐国都城的粮仓，因此，人们都习惯称他为仓公。淳于意开始曾跟随公孙光学医，到了汉高后八年（公元前180），又向公乘阳庆学习黄帝、扁鹊脉书，所学尽得真传。他善用方药、针灸为人治病。

淳于意被请来了。他首先询问了出于的有关病情，随后为出于诊脉。

诊查一番后，淳于意转过脸，面向几位在场的医生说道："这个病看起来像是风证，可实际上是气疝。脉象表明，经气逆乱，窜扰了膀胱，所以大小便困难，小便发红。另外，病见寒气则有可能遗溺，令腹部肿胀。她的脉大而实，脉来往艰难，是所谓足厥阴之脉的妄动。应该灸足厥阴脉，而不是针刺足少阳脉。"

淳于意说罢，就拿出艾绒，将艾绒揉搓成柱状，放在出于两侧的足厥阴脉上，左右各一壮，放置好后，便点燃了艾炷。

灸了数壮之后，出于停止了控制不住的遗溺。

淳于意继续灸着，又过了一会儿，出于突然叫了起来："快，快，我憋不住了，要尿出来了。"她自发病以来从来没有的便意，被淳于意的艾灸引导了出来。

侍女见状，赶紧端出尿盆，淳于意迅速地清理掉出于身上的艾火与灰烬，避让了出去。

还未等尿盆放到位，出于的小便就解了出来，又快又急，甚至溅到了侍女端盆的手上。

出于的小便终于顺利地解了出来，虽说不如病前那样，但毕竟有一定的量了，而且小便清澈，不再发赤了。

淳于意每日为她灸足厥阴脉，同时嘱她饮服火齐汤，仅三天工夫，出于的疝气就已经完全消散，大小便归于常态，她痊愈了。

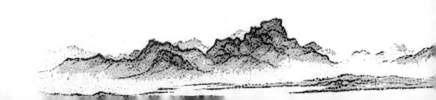

淳于意从年少时即开始学习医药方技，求师问道，收集了诸家经验、秘方，他曾深入研习脉书上、下经，五色诊、奇咳术、揆度阴阳外变、药论、石神、接阴阳禁书等，在实际治疗过程中都能够得心应手地应用这些知识。

有一次，济北王阿母烦闷不适，还说自己的两只脚发热。淳于意看了后，说这是热厥，是由于饮酒大醉造成的，就在她的每只脚的脚心上针刺三个穴点，共下了六针，针后按压一下穴位，没有出血，阿母的病就好了。

济北王看淳于意诊疗疾病这么灵验，就召淳于意给他的侍女诊病。轮到侍女竖的时候，淳于意诊完后问："竖的身体平时怎么样？"

济北王应道："竖的身体一向都不错，很少得病。"

淳于意当时没说什么，之后却在私下里对济北王说："竖并不是很好，只是表面还看不出来，她已经伤了脾，万万不可劳累，要时刻注意观察她的动静，一旦有什么变化，她就有可能在春天呕血而死。"

淳于意又问济北王："竖有些什么爱好？"

"她爱好医方，还掌握多种技能，对旧的方技她总能想得出新的创意。她是我去年花了四百七十万（即后来的四千七百贯）从民所买来的四个人中间的一个。怎么，她会发病吗？"济北王说。

"是的，不要看她现在这样，其实，她的病很重，按书上的讲法，是要死的。"淳于意回答道。

济北王听说这话，就借故找来竖，他详细地观察了一番，见竖的颜面五色并没有什么异常的变化。

"这个仓公，怎么说她的病很重，还会死，未免言过其实了罢！"济北王心存狐疑，就没有太把淳于意的话当作一回事。

开春后的一天，竖陪济北王外出，中途竖去上厕所，可是，过了好长一段时间，也没能看到她出来。

济北王等不到她，就喊："竖啊！竖啊！"

可是，厕所里一点回音都没有。

"呀！不好。"这时，济北王猛地想起了淳于意的话："她的病很重，按书上的讲法，是要死的。"

他感到不妙，赶紧派人进去。进去的人一看，竖已经倒卧在厕所的地上，她是突发呕血而死的。

灸火烟云 奇针妙灸皆故事

淳于意后来说，竖的病，得于流汗，流汗病人的内部疾病很重，可是，外在的毛发面容仍然保持着润泽的光彩，脉象也没有衰败的征象，这样的病被外在的表象所掩盖，所以，常人是很难发现问题的。

淳于意诊断疾病，特别注重脉法，由脉法推断病理。从他留下的医学资料来看，他述说的病候，与《灵枢》《素问》《难经》的径路似乎有所不同，可能是出自于古代遗留下来的，他从老师处专门密受的黄帝、扁鹊脉书，以及五色诊、奇咳术的有关经验。因此，他的有关医理部分的论述，也不是后人都能够解释清楚的。

淳于意也像秦越人一样，并没有把自己的医学经验的传授限定在神秘而狭小的范围内。他因材施教，培养出宋邑、高期、王禹、冯信、杜信、唐安以及齐丞相府的宦者平等多位弟子，是秦汉时期文献记载中带徒最多的一位医家。

参考文献

汉·司马迁《史记·列传第四十五仓公传》

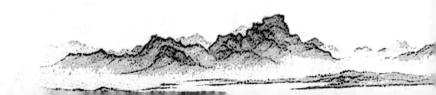

第三章 | 华佗妙灸夹脊瘸者如常
吴普传承禽戏晚年体健

华佗，沛国谯（今安徽亳州）人，是东汉末年著名的医学家，他精于方药，擅长针灸，平时开出的方子只有几种药，针灸施术也不过选一两处穴位，可是效果却非常好。他所创用的夹脊穴，因为选穴奇特，疗效突出，流传至今，泽惠后人。

一个炎热的夏日，一个病人坐着车子来找华佗看病，他两脚痹痛，无法行走。

"你是为了你的腿疾来的吧？"华佗看到他从车子上下来时那艰难痛苦的样子，问道。

"哎！就是这两条病腿，害得我什么事情都不能做。听说神医能治愈这个病，特地乘车赶来。"病人回答。

"你坐下来，先歇一会儿，等安静下来，我给你诊脉，再决定相应的治疗方法。"华佗说完，就忙着给别的病人诊疗去了。

一阵忙碌之后，华佗回过头来，给这个两脚痹痛的患者诊脉。

诊完脉后，华佗对他说："请把你的上衣脱下来。"

病人脱去了上衣，问道："扎几针？"他曾听说华佗用针不过几个穴位。

"不是用针针刺，而是用艾炷施灸。"

"怎么不用针刺？"

"从你的身体状况、疾病特点和脉象分析，你的身体虚羸，需要用艾火灸治，仅用针刺治疗是力所不及的。"

"灸哪里？"

"背上。"

说完，华佗开始在病人的脊柱上选穴，他在病人脊柱的两旁确定好穴位，从身旁的墨盒中取出细木条，在定下的位置上留下标记。

就这样，他在这个病人的背上作了一二十处记号，每两穴之间相隔一寸左右，或多至五寸。

华佗标好记号，对他的徒弟说："在这些地方各灸七个艾炷。"

"灸这么多！"患者很惊讶。

"你的这个毛病，要在脊柱的两旁，从上到下都灸一遍，灸这么多，是有些痛苦，不过灸完后，待到灸过的疤痕愈合之时，你就可以走路了。"

"真的？ 那我就忍一下。"

于是，华佗与他的徒弟在患者脊柱两旁的穴位处放置艾炷，并一个个点燃，顿时，青烟缭绕，犹如庙堂前的烟云。

灸完后，人们发现，在这名患者的脊柱两旁，从背至腰留下了一二十个被烫过的痕迹，每个痕迹都是一层烫过的硬皮。

华佗告诉患者："灸过的地方要发泡化脓，化脓期间，你要小心护理，留意观察，正常的脓液泛白，没有气味，如果脓液发黄，味道发臭，就说明没有维护好，由灸疮变成了害病的疮，那你就得赶快到我这里来，纠正这个问题。如果一切正常，你就等到脓净时再到我这里来。"

"那需要多长时间？"

"二十多天吧！"

二十多天后，病人来找华佗，华佗又如法炮制。就这样，华佗给他灸了好几次。

两个月后，就在华佗正聚精会神地给人诊病的时候，突然，有人叫了起来："你们看！ 那人是谁？"

人们循声望去，"啊！ 真是神了。"

只见走过来的这个人，就是原来坐车过来看病的不良于行的病人。乍看上去，像是个正常人。

有熟悉他的人等他走到跟前，就问："怎么样？ 腿上有劲了。"

他说："是啊！ 上次我两腿无力，乘车而来，这次我是自己走过来的，

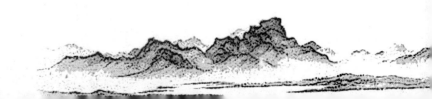

连拐杖都不用。"

华佗招呼他说:"过来! 坐到这儿,把衣服脱下来,让我看看你的灸疮!"

病人把衣服脱了下来,只见他身上的灸疮已经平复,留下的灸疤均匀分布在背脊骨两旁,两两相距一寸,从上到下垂直地排列着,就像拉了一根绳子一样。

这就是后来所说的夹脊穴。

夹脊穴,在胸椎、腰椎两旁,共十七个穴位,左右计三十四个穴点。临床上可根据疾病的位置,或与内脏的关联性,选取相关的夹脊穴。人们为了纪念华佗与他的发现,也称夹脊穴为"华佗夹脊"。

华佗不仅自己救人疾苦,还带出几个好徒弟。

广陵的吴普曾跟随华佗学医多年,他依照华佗的方法,救治了很多病人。

华佗非常关心吴普,怕病人多了会影响他的健康,就教他五禽戏,五禽戏是模仿动物运动的一种功操。

华佗说:"人的身体应当运动,只是不要使身体疲惫罢了。身体运动,水谷精气就能消化,血脉就能畅通,也就不会生病了,比如门轴不朽烂就是这个道理。因此古代长寿的仙人从事导引之类的运动,像熊一样直立攀缘,像鸱鹰一样回转头部,伸展腰部,活动各个关节,以求减缓衰老。这五禽戏可以用来驱除疾病,并使腿脚轻便,也可以充当导引术。如果身体不舒适,就做某一禽戏,湿漉漉地出点汗,身体就会感到轻松,也想吃东西了。"

华佗的"五禽戏":一曰"虎戏",二曰"鹿戏",三曰"熊戏",四曰"猿戏",五曰"鸟戏"。

吴普将"五禽戏"传承了下来,并且发扬光大,流传至今。吴普活到九十多岁,还耳目聪明、牙齿坚固。

彭城的樊阿也是华佗的学生,他擅长针刺技术。医生们都说背部和胸部不能随意针刺,针刺这些部位深度也不能超过四分。但是樊阿针刺背部深达一两寸,而疾病多能治愈,这可能是因为他在背部的针刺多集中在胸夹脊的位置。

樊阿是华佗弟子中最长寿的，活到一百多岁。

参考文献

南朝宋·范晔《后汉书·方术列传第七十二下华佗传》、晋·陈寿《三国志·魏书·方技传华佗传》

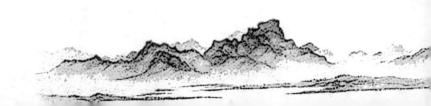

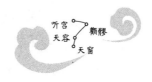

第四章 | **邓御史留友朋居于罗浮**
葛仙翁采方技更著《肘后》

晋朝年间，广州的一处府宅内，刺史邓岳突然收到了好友葛洪的来信。

邓岳和葛洪是多年的老朋友，近来，由于各自忙于自己的事务，又有好长一段时间没有联系了。

邓岳拆开信封，打开信笺，看到那熟悉的字迹。

信中写道："我要出远门去寻师，时间一确定就要动身出发。"

葛洪出远门，那一定要花去相当长的时光，邓岳觉得，他必须抓紧时间赶到葛洪那里去，否则，葛洪一旦动身，还不知道什么时候能再见上他一面呢！

邓岳急急忙忙地赶到罗浮山，可没有想到的是，葛洪当天打坐，却于中午时分，静静地像睡觉一样地走了。

葛洪的容颜看上去就和生前一样，身体也是柔软的。人们把他的遗体抬进棺木里，感觉他像衣服一样轻，都认为他是以尸解的方法修炼成仙了。

邓岳与葛洪交往多年，每每相聚，无所不谈，而此时相见，虽然近在咫尺，却是阴阳两隔，邓岳的眼睛湿润了。

葛洪，字稚川，丹阳句容（今江苏省句容县）人。他的祖父葛系是三国时吴国的大鸿胪（高级官吏）。他的父亲葛悌，在晋朝统一三国后曾经做过邵陵太守。葛洪从小就喜欢学习，但是，他13岁时，父亲就去世了，父亲留给他的典籍藏书，被家中的一场大火焚烧殆尽。他在家里无书可读，只好每天上山打柴，用柴火去换取纸笔等学习用品，到了晚上，他就诵读、学习

灸火烟云

和抄写从别人那里借来的书籍。

葛洪性情平淡，没有什么嗜欲和爱好，甚至不知道棋盘上有几根线条、赌博中的骰子叫什么名字。他沉静寡言，不善辞令，不喜好名利，不爱往来应酬之类的事，很少和人交游。但有时为了寻找书籍或者请教疑难的问题，他却可以不远数千里、不畏艰险，崎岖跋涉，不达目的决不罢休。

在别人看来，他为人质朴，性情木讷，墨守成规，不愿随时势而变化。他也知道人们都说他是"抱朴之士"。于是他干脆自号"抱朴子"，并以"抱朴子"作为他所写的道书的名字。

邓岳还记得葛洪离家准备赴交城上任前，停留广州的那一段经历。

那是多年前的一天，葛洪与儿子、侄子一起去拜访邓岳。

邓岳见葛洪到来，赶忙迎了上去，说："有失远迎，还请葛公多多包涵。"

"我即将上任，特前来拜访。"

"快请进！"邓岳急忙把葛洪迎进了厅内。

"我去的地方只不过是岭南的一个小县。"坐定后，葛洪说道。

"是去做县令吧，我听说了，只是不太相信，这下你是真的下了决心了。"

17

"正是。"

"这也就怪了，区区小县令你也要去做。"邓岳挠了挠头说，"想当初，晋元帝及晋咸帝都曾以高官厚禄赐召你做官，都被你拒绝了，你可是一个淡泊名利仕途的人啊！"

的确！ 太安年间，葛洪曾经帮助平定石冰的叛乱。平叛成功后，他不要功赏，直接去了洛阳，想在那里搜集奇书来增加自己的学识。晋咸和初年（326），司徒王导召他作职掌文书的佐官，后升为司徒掾、谘议参军。东晋史学家、文学家，《搜神记》一书的作者干宝，对葛洪十分欣赏，并向皇上推荐说，葛洪的才能可胜任国史史官。于是皇上召他为散骑常侍，是皇帝左右的近臣，并任命他为专掌修史的"大著作"，然而葛洪都以年事已高，想炼丹求长生为由，坚决地推辞了。

"后来我在家还是不断地有人催请做官。"葛洪说。

"那你就答应了？"邓岳问道。

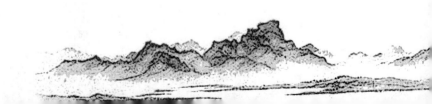

葛洪摇摇头道："在家中这种被催请做官的事一直不断，让我非常厌倦。可这次是我主动要求做官的。"

"主动要求的？"

"是！"

"这又是为了什么？"

"我听说在交州南部（现越南北部）一带有炼丹的原料，就主动要求到那里去做县令。皇上一开始不答应，我说我不是贪图官位，而是因为那里有制作丹药的原料，皇上这才同意了我的请求。"

"看来阁下的本意不在做官，而更主要的是为了炼丹。"

"是。"

"你太冲动了吧，你有没有想过，县令虽小，可也是一县之长，大小巨细，事务纷繁，还能给你留出多少炼丹的时间？"

"这个我倒没有多想，只想到那里有炼丹的原料。"

葛洪的炼丹术，师从郑隐，源于自家叔祖葛玄，葛玄以炼丹著名，人称葛仙公。郑隐是葛仙公的弟子，葛洪从郑隐处学习了炼丹术，又从师鲍靓（一作鲍玄）。鲍靓见他年轻有为又聪慧上进，后来就把女儿嫁给了他，鲍靓的女儿就是著名的女灸疗家鲍姑。

— 18

沉默了片刻后，邓岳接着说："我看你性格沉静孤傲，未必能够适应这样的官场，不如潜心治学。"他深知葛洪的才华，觉得他做县令是太屈才了，就想设法劝阻他。

"这倒也是。"

"你看这样如何，炼丹的原料由我给你提供，你选一个修炼的地方专心炼丹。"

"若能这样，那太好了。"

"那你就在这住上几天，好好思量一番。"

"不好意思，太烦劳你了。"

"不必客气！"

后来，邓岳给葛洪找来了许多炼丹的原料，于是葛洪就在罗浮山住了下来。其实，邓岳这样做，只是一个缓兵之计，他是想给葛洪争取到一个更适合他的官位。

一段时间以后，邓岳来到了罗浮山，见到葛洪就问："你在这里生活得怎么样？"

　　"还好。"

　　"如果有什么要求，尽管提出来。"

　　"目前还没有什么，来！　到我书房去。"葛洪将邓岳领到了自己的书房。

　　邓岳看到书桌上堆放着各种各样的文献资料，有纸本的，有绢抄的，还有些竹简，不禁问道："呵呵！　这么多书，都是炼丹的典籍吗？"

　　"有一些是炼丹的，还有一些是方药与针灸。"

　　"方术你也在收罗？"

　　"是的，我看到有些上山进香的人，身患各种不同的病症，我就寻思着，能不能找到既简便易行，又确实有效的单方。"

　　说着，他们两个坐了下来。

　　邓岳说："我今天来，是有件事情要和你商量。"

　　"什么事情？"

　　"我已经上表请求把你补为东官太守。"

　　"东官太守？　我觉得不必了，你看我书桌上的这些东西，我要把里面的内容分门别类地整理出来，要我做东官太守，我还能做这些事情吗？"

　　"那……"

　　"还是算了吧，我在这里很好，挺充实的。"说着，葛洪从书桌上拿出一卷纸，摊开来给邓岳看，他说："你看，这是我收罗的针灸小单方，为了普通百姓容易掌握，其中的穴位，我以分寸的形式标记，如果只写穴位的名称不写穴位的取法，恐怕难以适用于大众。"

　　"以病人手横掩下，并四指，名曰一夫。"邓岳看着纸卷上面的文字，念道。

　　"四指一夫，是为三寸，针灸取穴度量比较方便。"葛洪说着，又摊开另一卷纸，说："这里面是各种不同形式的隔物灸法，我正在考虑目次的编排，是以疾病的名称编排顺序，还是以治疗方法的不同进行排序。"

　　谈到针灸、方药和炼丹，葛洪又兴奋了起来。

　　邓岳为葛洪请补东官太守不成，便让葛洪哥哥的儿子葛望当了记室参军，为掌表章的书记。

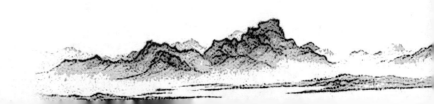

自此，葛洪便隐居在罗浮山里，既炼丹、采药，又从事著述，直至去世。

葛洪一生炼丹采药，被誉为现代化学的先驱。他在临床急症医学方面同样做出了突出的贡献。他一生著书很多，除《肘后备急方》《抱朴子》之外，还有《金匮药方》《神仙服食方》《服食方》《玉函煎方》等。

《肘后备急方》是选集各家著作及广泛搜求各地流传的验方，分类编成的，是一部以治疗急症为主的综合性医著。葛洪编撰该书的目的主要是普及中医药和方便百姓，突出了简、便、廉、验的特点。其中对针灸疗法有较多的阐述，尤其强调对灸法的使用。该书所列述的72种病症中，有近一半病症采用了灸法治疗。列述的针灸医方109条，而其中灸方有99条，占到针灸医方的90%以上。书中对灸法治病的临证选穴、操作方法、治疗效果和禁忌等都作了详尽的阐述，大大丰富了灸疗学的理论与实践。

该书也是记载隔物灸的最早文献，详细记述了各种隔物灸法，如隔蒜灸、隔盐灸、隔胡椒灸、隔面灸、隔瓦灸等。其中，最常使用的隔物灸是隔蒜灸、隔瓦灸。两晋以后，隔物灸法相当盛行，为灸疗方法的多样化开辟了新的路径。

葛洪对道家养生术的研究也颇有心得，他认为："善摄生者，常少思、少念、少欲、少事、少语、少笑、少愁、少乐、少喜、少怒、少好、少恶，行此十二少者，养生之都契也。多思则神殆，多念则志散，多欲则志昏，多事则形劳，多语则气乏，多笑则脏伤，多愁则心摄，多乐则意溢，多喜则妄错昏乱，多怒则百脉不定，多好则专迷不醒，多恶则憔悴无欢。凡此十二多不除，则营卫失度，血气妄行，丧生之本也。"葛洪主张的道家清静无为的思想，凡事有度的养生之道，对于现今追求物质生活，工作节奏越来越快的现代人来说，仍然有着积极的意义。

参考文献

唐·房玄龄等《晋书·列传第四十二葛洪传》、晋·葛洪《肘后备急方》

灸火烟云
奇针妙灸皆故事

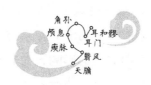

第五章 | 仙道育杰女留佳话美名
鲍姑精艾术为灸师先导

清净的水池边，一个年轻的姑娘呆呆地坐着，一动也不动。一位年长些的女子路过这里，见姑娘对着池水，看着水面上的倒影不住抽泣，泪珠滚滚，从面颊滴落到衣衫上。年长的女子上前一看，原来姑娘的脸上长有许多黑褐色的赘瘤。

21

"姑娘有何心事如此难过？"女子问道。

"我原本容颜秀丽，开朗活泼，没想到近年来脸上长出这么多难看的疙瘩，乡亲们不但不同情我，还常常拿我来取笑，我已十六七岁了，也到了谈婚论嫁的年龄了，叫我怎能不伤心落泪？"

"姑娘不必担忧，只管愉快的生活，以前怎样现在还怎样。"

"你说得倒轻松，这毛病又没有长到你的脸上。"

"姑娘不必动气，来！看我的。"

那女子从背囊中取出红脚艾艾绒，搓成小艾炷，置于姑娘的脸上，点燃熏灼。不久，姑娘脸上的疙瘩全部脱落，看不到一点痕迹，又变成了一个美丽的少女。

"刚才有所冒犯，仙姑大恩大德，容小女子一拜！"姑娘扑通一声跪了下来。

"为民除病解忧，是我的本分，快请起，不要客气了。"

姑娘千恩万谢，欢喜而去。

这是有关葛洪夫人鲍姑的许多传说中的一个。

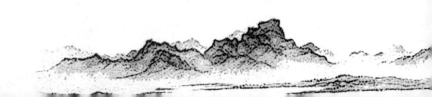

鲍姑，山西上党人（也有说是河南陈留县人），名潜光。他的父亲鲍靓，曾任南海太守，并在越秀山南麓觅一偏静处建越冈院讲道炼丹。这时葛洪从北方来到广州，鲍靓将其留住，让其在越冈院炼丹讲道，鲍姑受父亲的影响，笃信道教，而且对葛洪非常崇拜，鲍靓就将她嫁给了葛洪。鲍姑自幼博览群书，受父亲和丈夫的影响，尤其喜爱中医药学，精通灸法，是我国有史记载的第一位女灸疗家。鲍姑和丈夫在广东罗浮山炼丹行医，其足迹遍及广州、惠阳、博罗等地。

鲍姑聪颖非凡，不同一般，她学什么会什么，将学到的本领全都用于为百姓治病。当时广州地多热气，人多生热毒，鲍姑用越冈院内一口井中的井水浸泡一种艾草为当地人治热疮。

一天清晨，鲍姑早早地起来，打开了院门，发现门口有一位老人躺在地上。

"老人家！老人家！"鲍姑摇了摇老人，老人两眼紧闭，没有丝毫反应。

"老人家睡着了吗？不像呀。"她摸了摸老人的额头，有些发烫，她又搭了老人的脉口，感到手冰凉，脉搏倒是有些急促。

"老人病了，得赶快把他抬进来。"她喊道："来人哪！"

家仆闻声过来，七手八脚地把老人架到了院子里，又找来一张便床，让老人躺了上去。

安置好后，鲍姑检查了老人的身体，看到了老人身上的毒疮，她将老人的身体用药水擦洗了一遍，老人还是没有知觉，她又对老人身上的毒疮进行了处理。

"哎呀！我这是在哪里啊？"过了一会儿，老人醒了过来。

"老人家醒过来了！"有人看见老人坐了起来，喊道。

鲍姑听到喊声，急忙走了过来。

"您饿了吧？快把饭菜端上来！"鲍姑命人热好饭菜端了上来。老人美美地吃了个饱。吃饱喝足后，他说："我身患热疮好多年了，听说师父能治各种疑难病症，就步行过来，走了三天三夜，才到广州，当我来到越冈院门前时，不知怎的，一下子什么都不知道了，你看我这病……"

"用不着担心，在你昏睡的时候，我已经用药水给你擦洗了一遍，身上的毒疮也给你作了清理，只要治疗方法对头，再用药半个月就可以痊愈。"

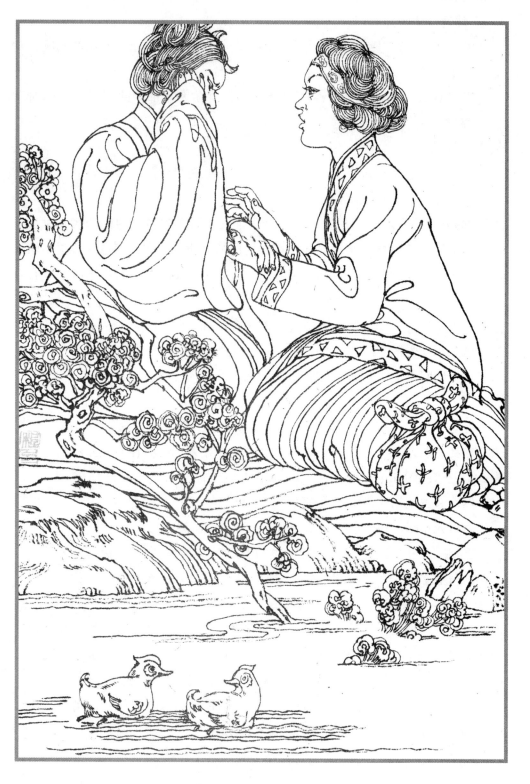

鲍姑笑着对他说。

"那好，我听你的。"

老人在越冈院继续治疗了半个月，这期间，鲍姑未提治疗费用的问题，老人也未提及此事。

半个月后，老人身上的毒疮完全好了，就在大家都为此高兴不已的时候，突然一个女童跑到鲍姑跟前，叫道："老人家不见了！老人家突然不见了！"

鲍姑听说老人不见了，只是笑笑，说："随他去吧！"

当天晚上，老人进入了鲍姑的梦乡。

"鲍姑，你是好样的，我是太白金星下凡，看到你诚心为民治病，对素不相识的老人能无微不至地关怀和悉心地照料，我感到非常满意，希望鲍姑能继续努力为民治病，凡事都应尽力而为，切不可图有所报，不图所报才有大报。"说完之后，老人飘然而去。

说也奇怪，从那以后，鲍姑的医术大有长进，她治病救人从不图报，深得当地人民的爱戴。

这是民间流传的有关鲍姑的另一个传说。

鲍姑死后，许多百姓都自发前往祭吊，表达对鲍姑的敬爱与怀念之情。人们将鲍姑打水用于医治病人的小井命名为鲍姑井，同时在三元宫内建鲍姑殿，以此来感谢和纪念她。

然而有关鲍姑的传说还在继续。

唐贞元年间，在广东的开元寺内，人潮涌动，热闹异常。

"哐啷"一声巨响，一个衣衫褴褛的老妇人，不小心打翻了路旁的酒瓮，卖酒人气急败坏，随手拿起手杖，向老妇人挥舞过去，嘴里嚷道："你到这里来干吗？你赔得起吗？"

说时迟，那时快，就在这时，一件衣服挡住了来袭的手杖，原来是一位青年，路过这里，见酒家要殴打老妇人，便赶快脱下自己的衣服，上前阻挡。卖酒人十分生气，嚷道："你为何要帮她，酒瓮你来赔吗？"

青年说："再怎么你也不能打她，你看她那弱不禁风的样子，是要打出事来的。酒瓮值多少钱？你说吧，我来替她赔。"

灸火烟云 奇针妙灸皆故事

就这样，青年为这老妇人解了围。

青年将老妇人扶到一旁，老妇人说："多亏你的帮助，不然的话，我还不知要遭多大的罪呢！"

"没关系的，我也是因为看不下去，才这样做的。"

"你叫什么名字？"

"我叫崔炜。"

老妇人谢过崔炜后便离开了，崔炜也把这个小插曲忘到了脑后。

不久之后的一天，崔炜在路上遇见一个女子，女子见到他就说："我又见到你了！"

崔炜觉得奇怪，他前思后想，也想不出自己见过这个女子，就说："不会吧，你可能认错人了。"

"没错，我不会认错你的。我改变了模样你就认不得我了。还记得吧，那次在开元寺，是你拔刀相助，为我脱难，不致被殴。非常感谢你，我现在有越岗山红脚艾艾绒少许奉送给你，遇见赘疣，只需一炷艾灸，不但能解除病痛之苦，还能美其容颜。"

"你是谁？"

"我是鲍姑。"

原来这女子竟是成仙后的鲍姑，崔炜急忙跪下，说："谢仙姑指点。"

崔炜接受了鲍姑的艾绒。

几天后，遇见一老僧耳上生出赘疣，崔炜便拿出艾绒来试灸，其效果确如鲍姑所说。后来老僧介绍他下山，给一位家财万贯的任氏富翁治疗赘疣，崔炜出艾，一灸而愈。任翁对崔炜说："谢谢你去除了我这难看的赘疣，我没有什么好酬谢你的，就以这十万钱聊表谢意吧。"

鲍姑没有留下什么著作，后人认为，她的灸法经验可能已经渗入到葛洪的《肘后备急方》中了。

鲍姑的一生，几乎都在广东度过，她的足迹遍及南海县、番禺县、广州、惠州、惠阳县、博罗县、罗浮山一带。所到之处，至今皆有县志、府志及通史记载，这些地方志书，都把她称为鲍仙姑，她制作的艾绒也称"神艾"。

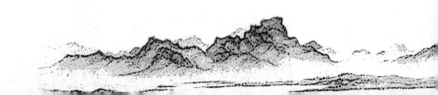

鲍姑医术精湛，擅长灸法，尤以治赘瘤与赘疣出名。她灸治疾病所用的艾绒采自越秀山山脚下生长的红脚艾，因此，后人称此艾为"鲍姑艾"。有诗赞曰："越井岗头云作岭，枣花帘子隔嶙峋。我来乞取三年艾，一灼应回万古春。"

艾绒的原料是艾叶，《本草从新》说："艾叶苦辛，生温，熟热，纯阳之性，能回垂绝之阳，通十二经，走三阴，理血气，逐寒湿，暖子宫……以火灸之，能透诸经而除百病。"艾叶有温经通络、祛除寒湿、回复阳气的作用。

每年五月是采集艾叶的最好时节，此时的艾叶新鲜肥嫩。艾叶采集好后，应放置于日光下暴晒干燥，然后放入石臼中捣碎，筛去杂梗和泥沙，如此反复多次，做成淡黄色细软的艾绒。

艾绒按加工程度的不同，分粗细不同的等级，根据治疗的需要，直接灸要用细艾绒，间接灸可用粗艾绒，做艾条用的艾绒多是粗艾绒。

艾绒以陈久者为好，故《孟子·离娄》有"七年之病，求三年之艾也"的说法。不过，保存艾绒要注意防止潮湿与霉变。

参考文献

唐·房玄龄等《晋书·列传第四十二葛洪传》、宋·李昉等《太平广记·崔炜传》

灸火烟云　奇针妙灸皆故事

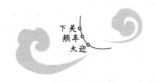

第六章 | 秋夫模人样针灸驱鬼病
仲融获镜经子孙皆名医

一天深夜，徐秋夫像往常一样掌灯夜读，至午夜时分，已有困意，他打了一个哈欠，伸了一下懒腰，揉了揉眼睛，准备洗漱上床。

就在这时，一阵风袭来，灯火被吹灭了。

徐秋夫用还在燃着的香火，点燃草纸，再猛地吹了一口气，暗火变成了明火，他又重新点上了灯。

他走到窗前，看一看自家的园林，院中的竹子摇曳着，发出窸窸窣窣的声响，突然，又是一阵风，刮灭了屋内的灯火，窗外墙角下虫儿的低鸣与院外青蛙的咕呱叫声戛然而止。

"哎哟！ 疼死我了，哎哟！ 疼死我了！"一声声凄厉的哀鸣声在林中飘荡，令人毛骨悚然。

徐秋夫朝着声响发出的方向望去，什么也没有发现，是不是自己的耳朵出了问题？ 他冲着刚才发声的地方，试着叫了一声："什么人？"

"我，我是……"院中有声音回答，报出了姓名，但依然是只闻声不见人。

"什么事？"徐秋夫壮着胆子问道。

"我家住东阳，患腰痛而死，现虽已为鬼，可疼痛一直折磨着我，难以忍受，本以为人死了就可以一了百了了，哪晓得尘世的痛苦还是没能摆脱。听说你医术高明，我是来找你求治的。"

"我看不到你的形体，如何治得？"

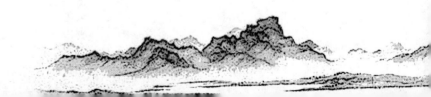

"你扎一个草人，把草人看作是我，在草人身上针灸，就是在给我治疗了。"

"好吧！我试一试。"

徐秋夫扎了一个草人，在草人的相应部位施术，共艾灸四处，于腰俞等三个穴位处又做了针刺。

第二天晚上，徐秋夫正在夜读，房门"吱呀"一声开了，闪进一个人影来，走到离他不远的地方跪了下来，给他叩了几个头。

"不必客气！"徐秋夫急忙走上前，欲将其扶起，只觉得手下虚空，定眼一看，什么都没有，他知道了，是他救治的病鬼，医好了病痛，来向他谢恩的。

徐秋夫医鬼的故事源自《南史》，其情节虽说荒诞，但这个故事能够从南朝开始，流传至今，足以说明徐秋夫医术之高明。故事本身没有说明徐秋夫灸了哪几个穴位，我们也没有必要去追究这样一个细节，不过，应用灸法治疗腰痛之疾，还是有一定规律可循的。大体上，肾虚腰痛可选灸肝俞、肾俞、志室、命门等穴，选配太溪或三阴交针刺；局部肌肉劳损或扭伤可选灸肾俞、大肠俞、腰眼、阿是穴等穴，选配委中或后溪、人中针刺；腰椎疾病宜灸命门、腰阳关、相应椎体两旁的夹脊穴，选配臀部及下肢膀胱经循行线上有酸痛麻胀反应的相关穴位。徐秋夫为病鬼灸了四个穴位，还针刺了三个穴位，说明徐秋夫治疗疾病注重灸法，并且是灸刺并用的。

徐秋夫出生在南北朝时期的中医世家——徐氏家族，其父徐熙，是一方名医。徐熙为医，还有一段传奇的经历。

徐熙，字仲融，原籍山东，后迁居江苏，为南朝宋濮阳太守，曾隐居于绍兴城南会稽山最高峰的秦望山。

一天，有位道士经过徐熙的家，敲门想讨碗水喝。

徐熙见是个道士，急忙迎上前来，说："道长！快请进，外面天气炎热，道长旅途劳顿，快进来喝口茶，休息一会儿。"

徐熙本来就好黄、老之道，这道士不请自来，若能与他谈经论道，岂不妙哉。

两人边喝茶边谈论了起来。道士见徐熙对道学颇有研究，遂将徐熙看作知己。

太阳西斜，道士要赶路了，临走时，给徐熙留下了一个葫芦，并对他说："你和你的子孙应该用道术来救人，而且会尽享富贵。"

说完此话，道士飘然而去，徐熙打开葫芦一看，内有《扁鹊镜经》一卷。于是，他开始精心研读，修得了高超的医术，并代代相传，徐家也成为名震海内的中医名门。

徐氏家族里以针灸见长的是徐熙之子徐秋夫。

徐秋夫，盐城人，官至刘宋射阳令。他继承了父亲的医学经验，治疗疾病每多灵验，史上所传"秋夫疗鬼疾"，即是对他临床疗效的肯定。

徐秋夫的两个儿子徐道度和徐叔响医术也十分出色。

徐道度内外科都很擅长，但是他脚有点毛病走起路来不太方便，宋文帝为了让他给皇子看病，就允许他乘着小车入宫来诊病，徐道度往往是手到病除，宋文帝曾感慨地说："天下有五绝，都出于钱塘一带。"这里的"五绝"，除了当时善弹琴的杜道鞠、擅长诗文的范悦、善于书法的褚欣远、善于围棋的褚胤，第五绝就是擅长疗疾的徐道度。徐道度著有《疗脚弱杂方》，这是现存最早的治疗脚气病的专著。

徐叔响则对针灸、小儿科、本草学等都有研究，且著述丰富。

徐道度有一子徐文伯，徐叔响有两子徐嗣伯、徐成伯，这三个人在医学领域也是声名显赫，颇多成就，徐氏家族的医名至此达到鼎盛。

参考文献

唐·李延寿《南史·列传第二十二张融传》

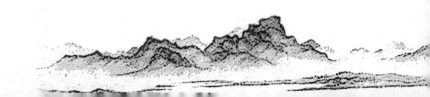

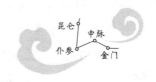

第七章

延之救急患者回复生机
唐皇钦定医家必读小品

摄山（栖霞山）附近，出诊回来的师徒二人骑着马穿过一片树林。

"师父，您看！"弟子勒住马指着远方叫道，"那是什么建筑？"

"那原来是隐士明僧绍的舍宅。明僧绍别号栖霞，有很高的儒学修养。他洁身自好，先隐居于长广郡（崂山）聚众讲学，后迁至建康（南京），居摄山（栖霞山）二十多年。他广结贤良，桃李遍布天下。宋齐两朝皇帝先后六次征召他任国子博士等官职，都被他拒绝了。他与名僧法度为友，捐住宅为寺，称栖霞精舍（即栖霞寺）。"

"是这样啊，那我们看看去！"

两人拍马前行，一边走，师父一边问道："近来你对灸法有什么体会？"

"随师以来，我对师父灸法治疗的特点作过分析，我认为，您在选取穴位上，做到了少而精，但每一个穴位的灸量都是非常大的。"弟子回答道。

"灸量不足达不到治疗的效果，这一点倒是被你看出来了。还有呢？"

"还有，就是选穴，有时在病位的附近取穴，有时远离病位选穴，有时是近端与远处都选取穴位，比如左边有病左右同时取穴，还有俞穴与募穴的相互配合。"

"腧穴的这种配合方式，主要是依据经脉的循行分布特点，临床应用屡见其效。经脉中，任脉、督脉行于人体中线，前后对应。十二经脉，每一经脉都有两条，分布于人体的左右两厢。另外，手足的同名经，比如，手阳明大肠经与足阳明胃经，也有一定的联系。如果你能综合考虑经脉的阴阳、五

灸火烟云 奇针妙灸皆故事

行、表里、手足，以及与脏腑之间的联系，就能够揣摩出更多有价值的内在规律。"

正说着，突然，弟子喊道："师父，您看！"只见栖霞山下距离寺庙尚有一段距离的地方冒出一缕青烟，在冒出青烟的地方，聚拢着一群人。

"师父，不知出了什么事？"

"呃！那地方像是坟地，我们先到那儿去！"

于是两人快马策鞭而去。

半途遇到从事发地回来的人，师父问道："请问，这儿出了什么事？"

"有人在古墓旁昏死过去，还没有醒来，大家请来巫师，正在那儿行法术呢！"

"还魂汤还有吧？"师父问弟子。

"在行囊里，还没有用完。"

"快！救人要紧。"

待赶到地方，跳下马来，拨开围观的人群时，他们看到，地上躺着一个男子，双眼紧闭，一动不动，一个巫师正在施法，对着画有符咒的黄纸念念有词。

师父马上来到巫师的身旁，对地上的人做起了急救。他一边抢救，一边吩咐着："灌药！"

徒弟将准备好的"还魂汤"灌入那人口中。

"给我滚开！你没看见我在行法术吗？！"巫师大吼道。

可两人却全然不顾，只是在抓紧时间进行抢救，最终那男子有了反应，慢慢地睁开了眼睛。

围观的人群沸腾了，而那位巫师却不知什么时候悄悄地溜走了。

"有谁认识这人？"师父喊道。

有几个人从围观的人群中走了出来。

"请好好照料这位病人！"师父交代好后，从容地对大家说："我叫陈延之，是个医生，听到有人在古墓旁昏倒，前来抢救。此人是因为吸入一种恶气中了毒，绝非鬼神作怪。不信，只要在古墓旁另掘一个洞，放出恶气，就不会有问题了。"

有几个胆子大的人，按照陈延之所说的，在古墓旁掘了一个洞，放出恶

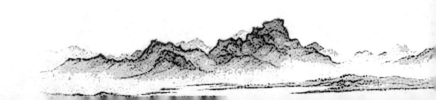

气，为了避免被恶气所伤，人们都站在上风的位置。恶气放出后，古墓旁就再也没有人中毒了。

这件事大约发生在公元483年南齐时，陈延之的"神医"之名从此不胫而走。

陈延之所说的"恶气"，就是一氧化碳之类的毒气，古人对此类中毒称之为"中恶"。所谓"还魂汤"，则是一类能兴奋呼吸和加速血液循环的药物，能促使刚刚昏迷的患者苏醒。

陈延之是南北朝宋齐时期的医学家，著有《小品方》。

《小品方》是一部较为重要的医学著作，唐代政府把《小品方》一书与《伤寒论》相提并论，并列为医家必修之书，其学术价值和在当时的影响可想而知。

《小品方》中有一些关于针灸的内容，尤其注重灸法的临床应用。

《小品方》在针灸学方面的成就主要表现在：

倡导多样化的取穴、配穴法。《小品方》中针对不同的疾病，使用不同的取穴、配穴方法，主要有近取、远取、左右取穴等法，还详细阐述了俞募配穴法。

用穴精少，灸量随证而变。《小品方》中有三十多个针灸处方，但一般每方仅取一至三个穴位，除十四经穴外，尚有经外奇穴，其中还有两个新的奇穴。《小品方》在灸量上虽有大致规定，但其具体用量有每日一壮至百壮不等，甚至有一日三灸之说，并且阐述了根据地域、气温、体质之不同，在灸疗上可适量增减艾炷大小。

陈延之的《小品方》博采各方书之精华，是一部实用性较强的小型方书。它卷帙虽短，却概括了各科治验。此书共十二卷，编次井然，可惜北宋末年就已经亡佚。我们所能见到的有关《小品方》的内容，主要辑自《医心方》《外台秘要》《备急千金要方》等书。

参考文献

日·丹波康赖《医心方》、唐·王焘《外台秘要》

奇针妙灸皆故事

灸火烟云

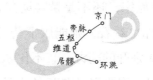

第八章 | 柳太后发中风难施针液
许胤宗创新术药熏孔穴

南朝陈国的宫廷内，柳太后得了中风，太医们为她开出了方药，宫女将煎好的药呈了上来："太后，您请用药。"

"嗯！嗯！"太后说不出话来，急得像个哑巴一样迸着让人听不懂的单音，她用手指了指自己的一侧口角。

宫女看到太后的口角歪向一边，牙关紧闭，就拿一把铜勺，试图撬动她的牙关，可是，她的牙关咬得太紧，一点都撬不动。这药是白煮了，她没办法喝下去。

柳太后中风后面部肌肉麻痹，导致一侧面瘫，口歪向另一侧。治疗面瘫，对于各路医生来说，并不是什么难事。可柳太后的面瘫，不同一般，单这噤口不能服药，就够麻烦的。不过，治疗面瘫，效果最好的并非汤药一种，针灸可能更为有效，可太后偏偏怕针，不论你怎么劝说，就是不愿意接受针灸治疗。

柳太后不能吃东西，更别说吃药了，对她有好处的针灸她又拒绝，眼看着病情一天天加重，人一天天消瘦，这可难坏了给她治疗的御医们。

正当大家一筹莫展之际，有一名官员主动提出要给太后治病，他乃是南朝常州义兴人，新蔡王外兵参军许胤宗。

许胤宗应召入宫为太后诊病。他为太后把脉后说："脉沉迟而弱，中风不能言，御医们开的药都没有错，可太后闭口不能服，如果照我设计的这种办法去做，或许……"

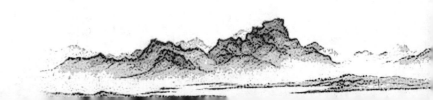

许胤宗有备而来，早就琢磨好了，他在纸上写下了药方"黄芪，防风……"

"这个许胤宗，还不是黄芪防风汤么，太后中风不语，谁都知道这方对她的证，可你也看看，她能服下药吗？ 桌子上还摆着喂不下的汤药呢！"众医看到许胤宗开的药方，禁不住私下议论起来。

写完药名，许胤宗又在药名的下方写下药物的剂量。

"哇！ 这还得了，这剂量是普通剂量的好多倍。"

许胤宗全然不顾旁人的议论，接着写下方剂的数量，他开出了黄芪防风汤数十剂。

"这么大的剂量，还开出这么多剂药，这个许胤宗到底要做什么？"人们猜测起来。

"按我开的药方和方法煎煮！"许胤宗把开好的药方交与药工。

许胤宗的别出心裁，出乎大家的想象，他开出中药方剂，令药工煎煮好，倒出数十斛，众太医看到此等举动，更加不解。

看着这些医生用狐疑的眼神望着他，许胤宗笑了，说："各位用不着怀疑，虽然太后现在还不能用嘴巴吃东西，但是我可以用其他的办法让太后服药。来呀！ 把汤药端过来！"

几个人把刚刚煮好的、十几斛滚烫的药液端了过来，摆在太后的床下。太后躺在床上，药汤的热气犹如烟雾，飘然而起，熏蒸太后的身体，慢慢地渗入了太后的肌肤。

当天晚上，太后就能说话了。

许胤宗诊病问疾，特别重视切脉，通过切脉探求发病的缘由。他主张用药适当，不宜杂药乱投，他开的方子虽然药味少，不过一两味，却能直攻病所。

许胤宗所用的熏蒸疗法，即用中药煎煮的热药蒸汽熏蒸治疗疾病。早在马王堆汉墓出土的《五十二病方》中，就已经记载，其中有熏蒸洗浴八方，如用骆阮（药名，不知为何物）熏治痔疮；用韭和酒煮沸熏治伤科病症等。东汉医圣张仲景的《金匮要略》亦记述了用苦参汤熏洗治疗狐惑病腐蚀妇人前阴的药方与手法。晋朝葛洪的《肘后备急方》记述了用黄柏、黄

灸火烟云

芩煮汤熏洗治疗创伤与疡痈症。

　　不过，真正开创中药熏蒸疗法治疗内科疾病先河的，还是许胤宗，是他将先前仅用于治疗皮肤、伤外科疾病的熏蒸外治法用于内科疾病，以皮肤吸收药物，使那些口噤、无法饮药的病人得到治疗。

参考文献

五代后晋·刘昫等《旧唐书·列传第一百四十一许胤宗传》

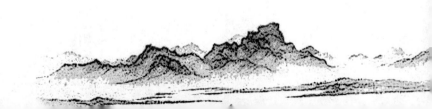

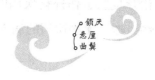

第九章 | 崔知悌穿行乡里疗骨蒸
梁瘵人获灸四花得救治

七月流火，热浪滚滚，又没有一点风，乡民们三三两两地来到树荫下。

此时，树荫下已聚拢了好多人，人群中间升起阵阵青烟。一个中年男子，裸露着背脊坐着，上身稍向前倾，在他的脊背上放着几个燃烧着的艾炷。

一位文官模样的人，手拿一根线绳，在另一个年长些的男病人身上度量着。身旁跟着几个年轻人，在他的吩咐下忙活着。

这度量之人乃是崔知悌，生于隋大业十一年（615），许州鄢陵人，官宦人家出身，时任洛州司马。

崔知悌平素喜好岐黄之术，谙熟《内》《难》，政事之余，常给人治病或研究医学。

这会儿，他拿着绳子，从病人的脚大趾量起，经过足底，量到脚后跟，让其踩住后，上提线绳，量到腘横纹的委中穴后，取下绳子，将这个长度对折，再把对折的中间点，放在病人的脖子上，置于喉头下的天突穴位处，把绳子的两头往身体的后边垂放下去，吊在后头，两个线头所交会的地方，用墨笔画个记号。之后，他令病人坐好，把嘴闭起来，不要用力，量左嘴角到右嘴角的长度，也就是一个"口寸"，按量好的长度，剪取一张方正的纸，从纸的中间穿个洞，把纸放在病人的背上，让纸上的洞对准刚才用墨点做的记号，在正放着的纸的四个角所对应的位置又点了四个墨点。

点好了最后的四个墨点后，他交代了身边的一个年轻人在这四个点上施灸，就又去量另一个人去了。

他走到一个妇人身旁，拿起绳子，以绳端从妇人的肩锁与上臂之间的骨关节间隙，即肩髃穴量起，向下量到中指的指端。

跟在他后面的一个青年，看到不一样的人用不同的量度方法选穴，就问道："大人，到这里来做灸疗的人，得的都是痨病吗？"

崔知悌说："我们到这里来，就是为痨病来的，当然做灸疗的人中，得痨病的人很多，但也有个别患有哮喘气急，呼吸不畅的人，虽然不是痨病，但同样有不错的疗效。痨病的危害最大，几年来死了好些人，我们用艾灸给患者背上灸四个穴位，灸出灸花，结疤化脓，虽说是痛苦了些，但毕竟一些经过治疗的人，活了下来。"

"就是这四个穴位？ 叫什么名字？"

"名字非常好记，四个穴位，灸出灸花，就叫四花。"

"这方法您从哪里学来的？"

"祖上传下来的。"

"这个妇女与刚才那个男的得的病不一样吗？"

"他们俩的病情一样，都是痨病。"

37 ——————

"那为什么量法不一样？"

"虽说量法不一样，但是所取穴位的结果还是一样的，你看——"崔知悌说着，走到那妇人身后，将量过的线绳中点置于她的结喉位置，再将线绳两端向背后中线方向靠拢，绳线两终端的交点对应的位置，与刚才度量的男子的位置相当。

"结果一样吧！"崔知悌说。

"那量法有什么讲究？"

"从臂量与从足量的结果是一样的。"

"那为什么量那男子时不从臂量呢？"

"那是因为这个男子两手已经抱拢，做好了等待施灸的准备，为了不影响他的情绪，能静下心接受治疗，我们就从他的足趾量起。"

"大人，这人灸好了。"另一个年轻人对崔知悌说。

"有利于发疮的事宜你都给他讲了？"崔知悌问那人。

"都讲了。"

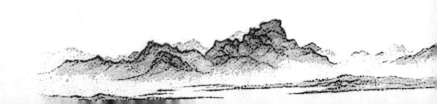

"那好。"崔知悌将线绳放了放，对身边的青年说："这位患者是用足量法度量的。你再看！"

这时，刚刚做好灸疗的那个男性患者，身上的艾绒余灰已经清理干净，他直了直上身，两手臂放了下来。崔知悌走上前，将手中绳子的一端抵住那男子的肩髃穴，将线绳向下量到中指端，如同刚才给那妇人度量的方法一样，结果最终量出的位置正落在原先用足量的终末墨点处。

"其实，这两种量法的结果是相差无几的。"崔知悌说着，将绳子递给那青年。

青年接过绳子，顺手将绳子套在胸前。

"嗳！ 对了，还有，你把胸前绳子的两头对齐，向下拉直，看看绳子的端点落在身体的什么位置？"崔知悌对青年说。

青年按他说的做后惊奇地说道："剑突位置。"

"对了！ 这是一个更加简单的量法，先量到剑突，再量背脊，最后定穴。不过量剑突时，人要稍稍向前收拢一点。"

崔知悌任洛州司马时，适逢地方骨蒸病流行，崔知悌带着几个侍从，到疫区治疗，一个月内就救活了 13 人，前后累计治愈 200 多人。

后来，崔知悌官至度支郎中、户部员外郎，唐高宗时升任殿中少监，后任中书侍郎，唐咸亨中为尚书右丞。调露元年（679）官至户部尚书。

崔知悌稍有空闲时，就琢磨灸疗治病的事。他想到，在痨瘵肆虐的年代，有多少百姓面临着疾病的折磨与死亡的威胁，但是，靠医生带几个徒弟，又能救出多少人呢？ 他想着想着，冒出一个念头。

"得出一本书，把灸治骨蒸病的经验推广出去！"主意已定，崔知悌开始着手写作。他在治疗骨蒸病的实践中，已经积累了丰富的经验，需要写的东西，在他的头脑中已有了轮廓。

所以，很顺利地，他完成了《骨蒸病灸方》一书。

四花穴，也称"崔氏取四花穴"，其位置约当第七、第十胸椎棘突下旁开1.5 寸，亦相当于膈俞、胆俞两穴。

取四花穴，臂量法与足量法的结果是一样的。然而，由于后来裹足陋习

奇针妙灸皆故事
灸火烟云

的盛行，致使女性足部严重变形。妇女如果足部被裹成三寸金莲，遇上了骨蒸病，是不能用足量法选取四花穴的，必须改用他法。

参考文献

五代后晋·刘昫等《旧唐书·经籍志》，宋·欧阳修与宋祁等《新唐书·宰相世系表》《新唐书·艺文志》，唐·王焘《外台秘要》，日·冈西为人《宋以前医籍考》

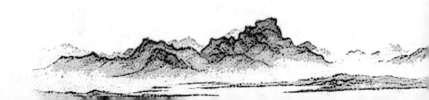

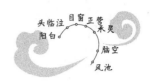

第十章 | 文仲集诸方随身能备急 妇人产横位烧艾可矫正

　　唐朝是中国历史上的鼎盛时期，医学同其他领域一样也有了长足的发展，涌现了一大批杏林高手，张文仲便是其中的杰出代表。

　　张文仲，洛州洛阳（今洛阳市）人，唐高宗时为侍医，高宗患头风，张文仲常为其诊治。

　　高宗驾崩后，中宗即位，光宅元年（684）张文仲被升为侍御医，后至尚药奉御。他与乡人李虔纵、韦慈藏同以医术享誉当时，而张文仲尤善于治疗风疾。

　　张文仲精通医理，尤其是在风与气的研究方面颇有心得。他认为风有一百二十四种，气有八十种，治疗气病与风疾，方药虽然大抵相同，然而人的气质、性格各不相同，若不能区分，会延误疾病的治疗时机而导致死亡。脚气、头风、上气，常需不断服药，其余则随病情的启动与发展变化随时治之。患风气之人，只要在春末夏初以及秋末时节，疏泄得当，就不会加重症情。武则天曾令张文仲集中当时的名医，共同编撰风气诸方，并命麟台监王方庆监督修撰。张文仲撰四时常服及轻重大小诸方十八首，以表奏上。另撰《随身备急方》三卷和《法象论》一卷。

　　载初元年（689）的一天，张文仲奉诏，与韦慈藏同去苏良嗣宅第，为苏良嗣诊疾。原来，苏良嗣在上朝时突发意外，武则天急令他们两人前往救治。

苏良嗣为人刚烈耿直，注重法治。垂拱初年（685），升冬官尚书兼纳言，并封温国公，留守西京，获得了优厚的赏赐。苏良嗣的谏言多次得到武则天的采纳，被升为文昌左相同凤阁鸾台三品。这次，苏良嗣遭人陷害，太后公开表示相信苏良嗣，苏良嗣惶恐拜谢，竟突然昏倒不能起身，由皇家的马车送回府邸。

"文仲君，你认为这次国公的病况如何？"张文仲为苏良嗣诊视后，韦慈藏问道。

"我认为，国公的这个病是由于忧愤，邪气横逆所致。"

"是啊！国公直言，多次遭人陷害，大起大落。这次太后表态，不相信那些诬陷之词，他原本长期郁闷压抑，这一激动，精神上忽然放松，麻烦就来了。你说，他这次发病，预后将会如何？"

"这个么，就要看他后续症状的表现了，若是两胁出现疼痛的症状，救治起来，就比较困难了。"

他们两人一大早就过来诊病，一直守在苏国公身边，结果还未到吃早餐的时候，苏良嗣的疼痛就发作了，痛在两胁，而且呈绞痛状。

"国公今年多大年纪？"

"八十四五岁。"

"我看，国公病成这个样子，恐怕过不了这一关了。"

"是啊！如果他再发心痛，就一点办法都没有了。"

过了一会儿，苏良嗣果然心痛发作，针药不治。

苏良嗣卒于黄昏。武则天得知苏良嗣的死讯后，命满朝的文武官员前往吊唁。

张文仲对疾病的发展与转归有着深刻的认识，苏良嗣的疾病突发，他仅从临症表象就能说出将要发生的一系列变化，着实不易。

张文仲在针灸治疗方面也有他的独到之处。

一天，张文仲正在阅读整理医药典籍，有人前来请求会诊。

"张太医！我家夫人难产，已请了医生，用了不少药，还是没有效果。"

"到底是什么情况？"

"产妇横产，胎儿的手先出来了，把手放回去，胎身还是转不过来。"

"好！那我去看看。"

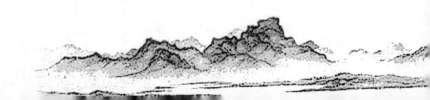

张文仲随那人来到了产妇的居所，尚未进门，便见屋内飘出阵阵烟雾，进门后，见地上写着符咒的黄纸还在燃着，而做法的道士见产妇没有动静，已悻悻离去。

"怎么样？有转胎的迹象吗？"张文仲问守在一旁的产婆。

"没有，没有丝毫的变化。"

张文仲走到产妇跟前，看了看她的面色，望了望她的舌象，又给她搭了脉。

情况还好，看来，产妇的体质还不错。

他走到床的另一头，坐在产妇的脚前，掏出随身带的一包金黄色艾绒，用右手捏了一点，放到左手心里，再用右手的拇指、食指与中指将艾绒揉搓成麦粒大的小艾炷。他将这艾炷置于产妇小趾趾甲角外侧的至阴穴。

"给我燃上一炷香！"张文仲吩咐产妇的家属。

香燃着了，张文仲用香点着了产妇脚上的艾炷，霎时，缕缕青烟飘然而起。艾炷将燃尽时，张文仲将其取下，置上第二枚。待燃上第三枚艾炷时，产妇猛地抽动了一下。

"又动起来了！"

当第三枚艾炷就要燃完时，产妇"啊"的一声惊叫，婴儿呱呱坠地了。

张文仲所选用的穴位，名曰至阴，在足小趾末节外侧，距趾甲角0.1寸。后来的产科医生常用灸至阴穴的方法来治疗滞产及胎位不正等。灸此穴时，艾炷灸与艾条悬灸皆可获效，一般情况下，艾炷灸灸3～7壮，艾条悬灸灸10～20分钟。

现代研究表明，艾灸至阴穴，有加强子宫收缩促使胎动以及提高血中催产素含量的作用。

参考文献

五代后晋·刘昫等《旧唐书·列传第一百四十一张文仲传》、宋·官修《太平圣惠方》

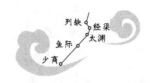

第十一章 | **幕僚咳逆发胃气将竭尽**
沈括荐方灸艾灼顷刻平

宋神宗熙宁二年（1069），王安石被任命为宰相，开始进行大规模的变法运动。积极参与变法运动的沈括，受到王安石的信任和器重，任翰林学士，还担任过管理全国财政的最高长官三司使等许多重要官职。熙宁九年（1076），王安石变法失败。沈括因为受到牵连等原因，照例出知宣州（今安徽省宣城一带）。三年后，为抵御西夏，改知延州，兼任鄜延路经略安抚使。

元丰年间的一天，在延州有一次官员们的聚会。

宾客们陆续到场，主持聚会的主人看时间不早了，便问道："都到齐了吧！"

"鄜延路经略使沈括还没有到。"有人回答。

"谁说我没到，我来了。"说话间，沈括走了进来。

"哈哈！说曹操，曹操到，请坐！请坐！"

沈括看到延州通判陈严裕旁有个空位，就走过去坐了下来。

"都齐了，开始吧！"

"好！"主人站起来，手持酒杯，说："诸位，今天有幸能和大家相聚一堂，略备薄酒，不成敬意，来，各位，我们干了这杯！"

"干！"宾客们站了起来，举起酒杯，表示谢意。

酒过三巡，席间的气氛愈加轻松热闹起来，大家你一言我一语聊得正酣。这时，沈括身旁的通判陈严裕突然提高了嗓门，对大家说："你们知道张平序吧？"

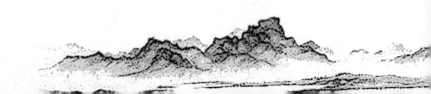

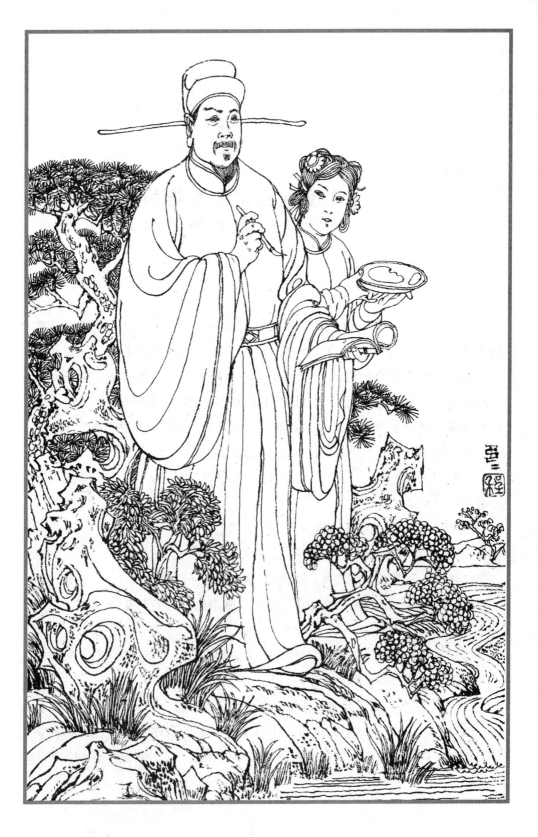

张平序是幕官，在座的大都认识。

"这陈通判，又不知在卖什么关子。"大家带着狐疑的眼神看着陈严裕，有人问："怎么啦？"

"他得了伤寒，快不行了，家里人已经在他的口鼻处放上丝绵，看他还有没有气息。"

"哟！"人们听到此话，异常惊诧。

"上次见到他还好好的，怎么得个伤寒，这么快就不行了，是怎么回事？"沈括问道。

"这些天不停打嗝，看来，胃气将绝。"

"大病再发咳逆可是个凶兆。"大家议论着。

"哎！对了，张平序病重，要见我，可我有什么办法，你收集了不少的良方，帮我出出主意。"陈严裕转过脸，对沈括说。

"药方可能不行了，可是，有一个方法倒可以一试。"

"你说说看。"

"这法子成不成，我也没有十足的把握。那还是我在家乡的时候，家族中有人得霍乱，呕吐泻利，精气俱伤之际，突发咳逆，仅半天的工夫，就将命绝。就在这个时候，有一个客人提供了个灸治咳逆的方法，他说，凡是伤寒或是久利而得咳逆，都属于恶候，服药没有效果的，灸治必愈。于是，我就叫人用艾灸给这个族人治疗，等艾火烧至肌肤，患者感到疼痛的时候，咳逆就停止了。"

"也就是说，泻利或者伤寒所致的咳逆，都可以用灸法治好，说不定，张平序他有救了。"

"先不要这么乐观。"

"说到现在，还不知道你说的灸法怎么灸。"

"是这样的，在男性患者的左乳下一指许，与乳头相对的骨间陷中，置小豆大小的艾炷施灸，艾火要烧到肌肤，一般灸三壮就差不多了。如果是女的，就以右侧乳头向下屈曲度量，乳头碰到的位置是穴。记住，男灸左，女灸右。"

"那我现在就令人给他用这个办法去灸。"陈严裕和主人打了个招呼，先离席了。

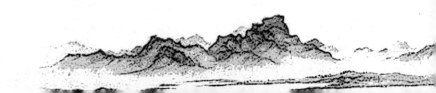

这边的酒宴还未结束，陈严裕就回来了，他高兴地对在座的宾客说道："沈大人的这一招还真灵，用他说的办法，就这么一灸，你猜怎么着，他真不打嗝了。"

"还得继续观察，如一天不再发作，才能确定真正的效果。"沈括说。

"好！我抽空再去看看。"陈严裕说。

"还有，确定他真不打嗝了，需要好好地调理一番，他身体欠佳，元气的恢复要慢慢地来。"

"明白了。"

陈严裕后来又去了张平序那里，他确实不再呃逆了。

沈括说的这个穴位，在左乳下一指许，与乳头相对的骨间陷中，就是乳根穴，古代文献中就有乳根穴治疗咳喘、噎嗝的记载。乳根穴之所以能够治疗咳逆，可能与它特殊的位置有关，乳根当第五肋间隙，与食窦穴在同一肋间隙中，而咳逆主要是因为横膈的异常运动，横膈的前缘就在第五肋的位置。因此，艾灸乳根或是食窦，对于横膈的病理反应所致的咳逆，还是有一定的调节治疗作用的。

46　　沈括，字存中，宋代钱塘（杭州）人。父沈周，进士及第，任太常少卿。沈括早年以父荫入仕，任沭阳县主簿及东海、宁国县令。嘉祐八年（1063）中进士，任扬州司理参军。治平三年（1066）入昭文馆编校书籍，从此博览群书。

沈括年少的时候，曾梦到一处幽雅之地，梦境中的山麓有一条溪流，橙色的山石，碧蓝的水，绿树成荫，花团锦簇，既可静养，又可作乐。后来，沈括得一地块，因为环境犹如梦境一般，故命名其所在为梦溪，并自号梦溪上人，著书《梦溪笔谈》。

沈括学识渊博，在天文、方志、律历、音乐、卜算、医药诸领域皆有成就及论著，而这当中，尤精于医术。

沈括收集整理的医疗验方，后来被编入十卷本的《苏沈良方》之中。

参考文献

元·脱脱等《宋史·列传第二百二十一方技下沈括传》，宋·苏轼、沈括《苏沈良方》

灸火烟云
奇针妙灸皆故事

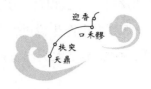

第十二章 | 盛幕士胸膈满痛呈危象
刘经络焠刺疗疾保安康

盛皋是宋代的一位禁卫军幕士，他从没想过自己会有这么一天。

看看床上躺着的他，眼窝深陷，目光无神，往日的气度已荡然无存。

"来！今天的饭做得稀薄，看你能不能吃得下去。"家人把饭端到了床前。

盛皋吃下一点，摇摇头，用手拍了拍胸，因为他感到胸膈更加闷得慌，并伴有一阵阵刺痛，他没办法吃下去。

盛皋素来体魄强健，因身材魁伟，武艺出众，被皇帝选为贴身侍卫。乾道年间，盛皋突然得病，胸膈噎塞刺痛，不能饮食，请来一些医生为他诊治，大都以为是积食所伤，投之消食健脾的方药。然而，盛皋服药后不但不见其效，反而日渐消瘦，发病至今已二百多天，威武之躯也经不起如此消耗，病情绵绵，势已垂危。

在盛皋发病的这二百多天里，家人与他一道经历着痛苦的磨难。盛皋不时地胸痛，间或伴有咳嗽，常常于夜间搅扰家人。但他们一直在默默地忍受着，暗中在为他祈祷，为他寻找名医良方，希望能有一天发生奇迹。

终于有一天，他们听说刘经络有奇技，就赶紧去请他来给盛皋看病。

刘经络在殿前司任外科医生，殿前司与侍卫司分统禁军，所以说起来，二人的关系也不算远。

刘经络为盛皋搭脉望舌，看到他瘦得不成样子，不禁叹道："唉！堂堂八尺男儿怎致如此？"

47

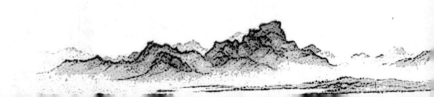

盛皋说："别提了，没想到一个小小的积食，就把我给害成这个样子，惨啊！"

刘经络说："这哪是什么积食，明明是肺痈！应当以火攻之。"

"肺痈？没听到哪个医生说过？"家人问道。

"像他这样，病症不是太突出，病程又这么长的，诊断和治疗起来都比较难。"

"那如何是好？"

"看他气息奄奄，难以服药，还是用这个吧！"

刘经络说罢，从行囊中掏出长约一尺的针，煅于火中。

盛皋的家人见了大惊失色，盛皋的妻子被吓得抖了起来，慌忙摇着手说："要不得，要不得，不能这样治。"

刘经络将针从火中退了出来，说："治，还是不治？"

"治！治！治！反正是快要死的人了，就是治不好死了，也比活着受罪要好。"盛皋被疾病折磨得受不了了，抢着说。

"我敢用这么长的火针给你治疗，就是要让你好起来，如果被我治坏了，那你们就拿我问罪。"

盛皋的妻儿看到盛皋痛苦的病态，又听到刘经络的许诺，终于点了点头，同意治疗。

刘经络在盛皋左右臂上选了两个穴位，用笔在穴位处作了标记。然后将针烧红，疾速刺入左臂上的穴位，深约数寸。

"嗞——"焠刺的声音，伴随着一股肉烧焦了的味道。

盛家人被这种治疗方法惊呆了，转过头，不敢再看下去。但盛皋却全无感觉，也不见有什么反应。

刘经络刺完盛皋的左臂，就迅速出针，再烧针刺其右臂，盛皋对火刺两臂都没有多大的感觉。

火针针刺两处之后，刘经络叫盛皋前倾身体，微捏他的后背，不多时，血从针孔涌出。

盛皋的妻子看见血流了出来，又是一阵惊慌，"盛皋这个身子骨，他经得起这样出血吗？"她心里虽是这样想，却没有在刘经络面前说出来。

刘经络看出盛皋妻子的担忧，说道："没事，任血流出，不时地给他喂点清粥就行。"

盛皋的妻子听了赶紧去准备稀粥。

不一会儿,针孔就不再流血了。

看到血液停止渗出,刘经络站了起来,说:"好了! 今天就到此结束,两天后我再过来。"

第三天,刘经络如约而至。他看了看盛皋手臂上的火针针刺点,说:"痈毒已去。"说罢,拿出两贴膏药,在火上烘了烘,贴在疮口上。

贴好膏药,刘经络对盛皋和他的家人说:"没问题了,我也不再过来了,过上个三五天就会好起来。"

果不其然,如刘经络所说,几天后,盛皋病愈了。

盛皋的病是不是如刘经络所说是肺痈? 如若是肺痈,这么长的病程,到底是哪一种类型的肺痈? 没有相关的史料可查,我们不得而知。

刘经络所用的火针疗法,是将针烧红后,迅速刺入穴内,以治疗疾病的一种针灸方法。火针具有温经散寒、通经活络的作用,临床上用于对寒证、痹痛、痈肿等的治疗。

早在《内经》中就有与火针有关的记载,《伤寒论》中也论述了火针的适应证和禁忌证,《千金翼方》有"处疖痈疽,针惟令极热"的论述。《针灸大成》一书有关于火针的专论,总结了明以前用火针治疗的经验。书中说道:"灯上烧,令通红用方有功,若不红,不能去病,反损于人。"还说,刺针切忌太深,恐伤经络,太浅不能去病,应该根据人的长短胖瘦,中度针刺为宜。

刘经络火针选刺的位置,据《夷坚志》记载,是在左右臂上两穴,未挑明具体穴位。如果认为《夷坚志》的叙述还有一定道理的话,那么,肺痈当首取肺经,肺经行于上肢内侧前缘,在上臂仅有天府、侠白两穴,在前臂可选择的也只有孔最,但是,这几个穴位治疗肺痈的记载却少见。古代文献中治疗肺痈记载最多的是中府、云门,两穴在肩关节附近,也可以把它们看作是在上臂上端的内侧。请注意,刘经络有一个关键的动作,提示了可能的穴位。在火针刺后,盛皋没有什么反应,他叫盛皋倾其身,在盛皋的后背捏掐,促使血液从针孔中流出来,这捏掐的部位,应当是与针刺的位置相

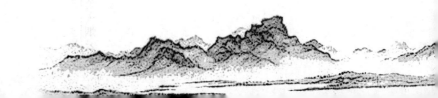

对应的，因此，可以认为，刘经络火针选刺的穴位，应该在中府、云门两对穴位之中。

参考文献

宋·洪迈《夷坚志》

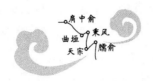

第十三章 | 陈璀烧背胛疗劳损瘵疾
庄绰为济世著灸膏肓法

冷来时冷得在冰凌上卧，

热来时热得在蒸笼里坐。

疼时节疼得天灵破，

颤时节颤得牙关挫。

只被你害杀人也么歌，

真个是寒来暑往人难过！

这首打油诗是明代金陵陈全发自己发疟疾后对自身病况的真实写照。

很早之前，我们的先辈就有了治疗疟疾的经验。唐代韩愈的诗作《谴疟鬼》中描写了古代医生治疗疟疾的情景，诗曰：

屑屑水帝魂，谢谢无余辉。

如何不肖子，尚奋疟鬼威。

乘秋作寒热，翁妪所骂讥。

求食欧泄间，不知臭秽非。

医师加百毒，熏灌无停机。

灸师施艾炷，酷若猎火围。

......

诗中的"灸师施艾炷，酷若猎火围"描述的就是应用灸法治疗疟疾的景象。许多年来，人们不断摸索研究，筛选出疗效突出的三个经验要穴—大椎、间使、后溪，于疟发前两个小时灸刺此三穴，往往手到病除。

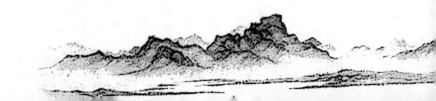

可是，由于古代卫生条件的限制，疟疾得不到有效的防控，染上疟疾的人大多得不到及时的治疗和调护，很多人病后长期处于虚衰的状态。而这种疟疾病后的衰弱状态，如若通过艾灸予以调理，还是非常有效的。下面要讲的，就是用艾灸的方法，调理疟疾病后虚劳的故事。

事情发生在宋朝，一个大户人家里。

一个中年男子裸着后背趴在床上，一位长者正在他的肩胛内缘度量好的位置上灸着艾炷。

"你平常身体还是挺硬朗的，怎么这次来，像是换了一个人，路都走不动，拄着拐杖，还一喘一喘的。"年长者问道。

"哎！别提了。我在许昌，正赶上金人入侵，危难时刻，只有冒着寒暑，东下避难，在八月份我抵达泗水河边的时候，就感染上了疟疾，到了琴川（常熟）求医治疟，谁知那里的医生不顾我旅途劳累，妄加攻伐，致使我身体衰耗，到了第二年的春末，病情更加严重，脘腹肿胀，气喘吁吁，难以饮食，大便泻利无法控制。"

"是啊！看你的舌象脉象一派虚象，单靠药物的调理，进展缓慢，所以，我考虑用艾炷给你灸膏肓俞。我用这个穴位已经灸好了不少的虚劳患者。"长者一边给中年男子更替艾炷，一边说道。

这位长者就是宋代名臣陈了翁。

关于陈了翁，有一段传说，说的是一婢女生两名臣的事。

起初，陈了翁的父亲与潘良贵的父亲私交很深，无话不谈。

一天，潘良贵的父亲为婚后没有子嗣而发愁，陈了翁的父亲知道这种情况，便劝解他，说："我有一婢女，已生过孩子。如果你不嫌弃的话，我可以把她奉借给你，到时候生下孩子后再还给我。"

当下两人说妥后，这名生下陈了翁的侍婢，便由陈了翁的父亲派人送到潘家。这个侍婢果然不辱"使命"，很快怀孕，后来，生下了潘良贵，为潘家解了后顾之忧。这样一来，该侍婢一下子就成了特殊人物，经常往来两家，因为每家都有她的骨肉，都需要她的照顾。再后来，两个儿子皆有出息，都在朝廷做了大官名臣，而这段故事也就流传了下来。

灸火烟云
奇针妙灸皆故事

陈了翁，名瓘，字莹中，号了翁，南剑州（福建）沙县人，徽宗时为左司谏，他个性耿直，不愿说违心的话，后遭蔡京一党的陷害，被贬通州。

接受艾灸的男子，名曰庄绰。庄绰，就是著名的《鸡肋编》的作者。

庄绰，字季裕，惠安县人。早年随父外迁，居颍川（今河南许昌）。历摄襄阳尉、原州通判等。

短暂地沉默之后，庄绰接着说："你的身体怎么样啊，看了你近来的诗文书法，似乎心绪不佳啊。"

"哎！奸贼蔡京、蔡汴这兄弟俩，欺瞒皇上，祸国殃民，你看，这国家被搞成什么样子了。"陈了翁愤愤道。

"他们俩总是要遭报应的，不过我宋朝元气大伤，你这忧国忧民之忠臣，可要保养好自己的身体啊！"

"是啊！我尝留心禅宗，有所省发。后来读了华严，深刻地领会了其中的法义，研究佛法使我的心境平复了许多。对了，我现在是华严居士，以后你就叫我华严居士好了。"

陈了翁灸完最后一壮后，拂去了留在庄绰身上的艾灰，拍了拍他的肩膀，说："起来吧，把衣服穿好。"

"好了？"

"好了。"

"那我……"

"按照我说的时间来，灸过的地方会发灸疮，注意灸疮的护理。"

"好吧！我听你的。"

从施灸第一天起至第七天，陈了翁累计为庄绰灸了三百壮。施灸的第二天，庄绰就感到胸中的气息平和了下来，痞闷肿胀得到了消除，同时泻利也止住了，想吃饭了。至第八天，已能携带物品出行了。后又如此这般地续灸了一百壮，直至疾症俱除，身体完全康复。

治疗期间，庄绰目睹了许多新老病人，大多都得到治愈，心中萌生了要把这种方法记录下来，以济世活人的想法。

多年后，庄绰通过收集整理，完成了《灸膏肓俞穴法》一书。这本书专

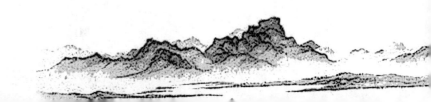

门介绍膏肓穴，详解了其主治、部位及不同流派的取穴方法等，并附有插图，还讲解了灸膏肓穴后的补养方法等。

在这本书的跋文中，庄绰说道："我在遭遇金人南侵的危难之际，为躲避战乱，从许昌冒着寒暑东下。……在陈了翁家，他专门为我灸膏肓俞。……我看到像我这样宿疾难除的患者，大多数都通过艾灸的烧灼而得以治愈。孙真人说，若能用心求得其穴而灸之，无疾不愈。圣人所言不虚……因而，我考证医学经籍之间的异同，参考各派医家的不同说法，以及自己的亲身感受，从分寸度量，到补养之法，共分为十篇。并绘有身指屈伸坐立之人身像置于诸篇之后，令浏览者易于理解。也使得求取方穴的人，如孙真人说的那样，能够得到满意的效果。愿存有济众之心的仁人广布于天下。"

建炎二年（1128），庄绰写完后记，他深深地舒了一口气，望着窗外，心潮起伏，往事历历在目。

想到陈了翁，庄绰的眼睛湿润了，是他灸膏肓俞穴使自己恢复了健康。虽说陈了翁留心禅宗、研修华严，但他那耿直的本性无法改变，他在徽宗年间就去世了，仅度过了六十五个春秋。令庄绰欣慰的是，靖康时蔡京一党就受到了清算，蔡京也被贬岭南，途中死于潭州（今湖南长沙）。同年，朝廷追封陈了翁为谏议大夫，并在县学中建斋祠奉祭。朝廷南迁后，政局趋于稳定，朝廷又对陈了翁给予了肯定的评价。这本《灸膏肓俞穴法》也算是对陈了翁的一种祭奠吧！

宋高宗对辅臣们说过："陈瓘当初为谏官，谏言正直，对国家大事多次陈言，现在看来都是对的。"并特谥陈瓘为"忠肃"，赐葬于扬州禅智寺。这是后话。

参考文献

元·窦桂芳《针灸四书》、宋·周密《齐东野语》

奇针妙灸皆故事
灸火烟云

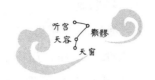

第十四章 | 安抚官患痔疮任途僵仆 主驿吏施艾灸核消痛止

在陕西，有一条长约四百里的谷道，名曰骆谷道。它是关中与汉中两地之间的交通要道。

谷道北口的骆谷在今陕西周至西南，南口的傥谷在今洋县北。

北口的骆谷有一个驿站。驿站是古代供传递官府文书和军事情报的人或来往官员途中食宿、换马的场所。

宋代，某一天，一人乘骡进入骆谷，刚到驿站，跨下骡背，就跌仆倒地。

驿站的主驿吏，见来者突然晕厥，急忙迎了上去，和仆人一起将这人抬入馆内。

主驿吏从僵仆者身上找到了一纸信函，得知来人乃是原峡州王及郎中，充为新任西路安抚使判官。此行估计是去上任，却不知为何晕倒。主驿吏为此人掐按人中、内关等穴位，希望他能尽快苏醒。

过了一会儿，躺在床上的人慢慢地睁开了眼睛。

"醒了！"守在床边的仆人叫道。

"你快给他准备点糖水来。"驿吏吩咐道。

"是！"

"大人有何不适，以至于昏厥于此。"见来者已经清醒，主驿吏关切地问道。

"我罹患痔疾，这次远徙，坐骑长久，以至于痔疾复发，痔核脱出，疼

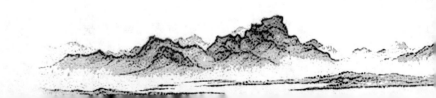

痛难耐，我一路坚忍，哪知，眼见着到了这中途休息的场所，可还是没能熬得过这剧烈的疼痛，晕了过去。"来者说。

"让我看看！"驿吏道。

"这……"来者有些不好意思。

"这驿站，行人来来往往，途中伤病者亦有之。其中有人患痔疾，剧痛无比，难以迈步，后来用艾灸了灸，很快就好了。大人不妨也试一试。"

"那……好吧！"

来者脱下裤子，驿吏见他肛门处夹着偌大的一个肉球，形如胡瓜，呈紫肝色。

驿吏以手试着碰了一下肉球。

"啊！"这轻轻地一碰，就使他痛苦难耐。

"真够烫的。"驿吏感到那肉球烫得很。

"糖水来了！"就在这时，仆从手里端着一个碗进来了。

驿吏接过碗，对病者说："先把这碗糖水喝下吧。"

病人坐起身，喝下了碗里的糖水。

驿吏转过身来，对仆从说："你去采点槐枝过来。"

"要多少？"仆从问。

"够煎一锅汤用的即可，你把槐枝煎煮成浓汤，倒在盆里，给我送过来，我先给他洗洗患处。"

仆从领命而去。

"用槐枝？"患者问。

"是的。"

"为什么要用槐枝？"

"痔疮，肠风下血，最好用槐角，可眼下没有槐角，就用槐枝来代替。"主驿吏解释道。

"你说肠风下血？"

"肠风下血，大多为内痔出血，但也有很多病人是内外合痔，肛门处是又痛又痒。"

"我就是这样，可我没有下血呀！"

"现在不下血不等于就不会下血了。凡发痔疮的人，大多大便秘结，魄

灸火烟云　奇针妙灸皆故事

门不通，就是有内痔出血，也不是马上就能够解得出来。"

"大人，这槐枝汤好了。"仆从端来了槐枝熬成的浓汤，放在地上。

"烫吗？"驿吏问道。

"端到这里，估计也冷得差不多了，您试试看。给您擦布。"仆从递过来一块干净的布。

驿吏将手伸到汤水中，试了试温度，将布放入水盆中，然后对患者说："你先下床浸浸洗洗。"

患者蹲下来浸洗了一会，爬上了床。

驿吏接着说："你侧卧一下，将上面的一条腿摆向前面。"

"这样行吗？"

"腿再岔开一些，让痔疮暴露出来。好！就这样，不要动了。"

主驿吏找来了艾绒、线香，先燃着线香，然后将艾绒揉搓成艾炷，轻轻地放置在外露的痔上，再用线香燃着了艾炷。

"烫吗？"稍息，驿吏问道。

"不烫。"

"烫了马上告诉我。"

"好……烫了。"

此时，艾炷燃了近七成，驿吏将未燃净的艾炷清除掉，重又置上一艾炷，如此反复施灸，连续灸了三四壮。

在灸到第五壮的时候，患者突然叫道："哇！好痛。"

"烫着了吗？"

"不是，刚才忽然感到有一股热气窜入肠中，接着就感觉腹痛，想要大解。"

"好！我这就将余艾清除掉。"

余艾清除掉后，患者迅疾去如厕，刚一蹲下，便解下一段粪便，接着，他感到有股液体流出，随着一阵扑拉拉的声响，大便转泻，他低下头来，看见流出的鲜血，以及鲜血后面的一些秽便。

便后，他取纸擦拭时，发现坠出肠外的痔核不见了。他起身系好腰带，走路试试，一点也不痛了。

他回到卧房，告诉主驿吏，说："肉团不见了。"

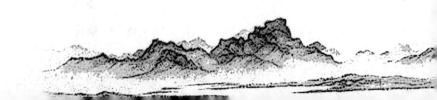

驿吏回答道："它缩回到肠内了。你放心吧，它暂时是不会再给你惹祸的。"

"那就太好了。"

"可你也要当心，要少吃辛辣油腻的食物，多走动，不要坐得太久。"

"太谢谢你了。"

针灸治疗痔核脱出，鲜有直接在其表面上施灸的，若处理失当，则可造成肛肠的烧伤。上面这个案例虽然神效可信，但难以把握，后学者不宜仿照。肠风下血痔出，除应用止血化痔的药物外，还可以艾灸百会、神阙、关元、腰俞等穴以升提阳气，在百会施以艾条悬灸，神阙予以隔盐灸，关元、腰俞等穴以隔姜灸。

参考文献

宋·许叔微《普济本事方》

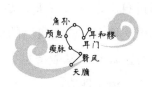

第十五章

太守患中风口噤难下药
克明煎汤液熏蒸转平安

"已经过了十多天了，太守的病还是没有丝毫的改善，嘴巴张不开、一句话都不能说，真把人给憋死了，你们总得有个治疗的办法啊！"庐州太守王安道的家人焦急地对几位会诊的大夫说。

"这……我们也急得很，可他的嘴巴一直都撬不开，我们准备好的汤药都没法灌下去，你说怎么办……总得再给我们点时间，让我们好好想想！"几位大夫也急得没办法，他们已经治了快半个月了，眼看病人一点起色也没有，不能再拖下去了，总得想个万全的办法出来。

一位大夫一拍脑瓜，说："有了！"

"什么办法？"

"就靠我们几个也想不出什么好办法，太守若有个好歹，我们也担当不起，不如另请高明。"

"那我们不是太没面子了吗！"

"要面子，真出事怎么办？ 再说，我们都是善于内治的医生，太守没办法内服药液，这也不是我们的错。而且，我想到的高明，是能用外治的方法治疗内科疾病的人。"

"那是谁？"

"王克明。"

"对！ 就是他。"

王克明，字彦昭，祖辈为饶州乐平县（今属江西）人，后来移居到湖

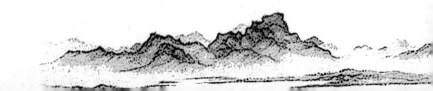

59

州的乌程县（今属浙江）。王克明幼年多病，长大后他的脾胃疾病越来越严重，甚至连医生都认为治不好了。他就自己阅读《难经》《素问》等医学经典，试图通过自学来寻找解决的办法，用尽心思为自己开方下药，没想到的是，他竟然用这种方法，把自己的病给治好了。

于是，他便正式开始悬壶济世，主要在江、淮、苏、鄂一带行医，渐渐地声名响了起来，传于四方。

他曾被礼部选中，多次担任"医官"的职务，后升至翰林医官。

王克明特别精通的是针灸这一科。在诊病时，对病人进行详细诊查后，如觉得是个难治的病症，他一定要久久沉思，找出关键，然后才给病人处方。他认为，一个病虽然有好几种症状，但有时可以只用一种药解决疾病的根本问题，根本问题解决了，其余症状也就自然消除了。也有一些病人，他诊查后，不是贸然给他们处方用药，而是会作出预测，说在某一天病人自己就会好。还有一些病，他认为不是别的医生开错了药，而是病人某个生活习惯有错或者行为处事有误区，要想根治疾病，首先就得改掉这个错误。他所作的预测、所用的方法往往非常灵验。许多做官的人或有声望、地位的知识分子都想方设法地要和他交朋友。

王克明应邀来到了太守的府第。当他看到太守中风口噤，无法服药时，就想到了一个办法。

他开出一张处方，交给太守的侍从，说："快！ 按这个药方抓药！ 然后把药煎好抬进来。"众医看到王克明的药方，好大的剂量，不知要煎出多少药水出来，太守本来就没办法服药，王克明这要是做什么？

王克明又道："抬几筐木炭过来！"

这可就奇怪了，又要煎药，又要木炭，这个王克明打的什么算盘？

"大人，药煎好了。"过了一些时候，侍从将煎好滤好的药液送了过来。

王克明吩咐道："把木炭倒在地上摊开，摊成一张小床那么大。"

侍从们按照王克明的要求，将木炭摊好。

"将木炭点燃。"

侍从点燃了木炭，炭火一会儿就烧红了，炽烤得人脸发烫。

炭烧完了，王克明将准备好的汤药浇洒在被燃烧过的地上，顿时，药气

奇针妙灸皆故事

灸火烟云

升腾起来。

"快！抬着太守过去！"王克明道。

两个侍从，将太守抬起，置于气雾之中。

过了一会儿，太守眨了眨眼睛，说："我，这是……"

大家看到太守能说话了全都又惊又喜，几位大夫围住王克明，问他这是什么方法。

王克明道："我所用的这种方法乃为药气熏蒸法。"

南朝时，陈国的柳太后病风口噤，许胤宗煮汤药数十斛，置于床下热熏，柳太后当晚就能言语；而宋朝的王克明以炭烧地，泼洒药液，借药水的雾气熏蒸太守，两种方法略微有异，实则殊途同归。

当初，王克明在扬州时，一次海州战役，张子盖带兵前去海州营救，军队中突然爆发了严重的流行性传染病，如果不及时救治，就可能全军覆没。王克明不顾个人安危，穿行于军中，以高超的医技救活了几万人。张子盖上书皇上为他请功，却被王克明推辞了。

金国的使者黑鹿谷，在经过姑苏城的时候得了伤寒病，快要死了。王克明受命为他诊治，第二天就给他治好了。后来王克明随徐度出访金国时，黑鹿谷正好是迎接他们的"先排使"，对王克明给予特别的礼遇。王克明感到很惊讶，黑鹿谷就提起了自己当初身患伤寒，垂死得救的往事，这一来，王克明的名声又传到了北方。后来，王克明又跟随吕正己出使金国，金国派来迎接他们的使者忽然得了重病，王克明也给他治好了，并且婉言拒绝了他的谢礼。

王克明就是这样一个医德高尚，技术精湛，侠胆仁心，高风亮节的人。

61

参考文献
元·脱脱等《宋史·列传第二百二十一方技下王克明传》

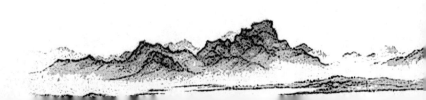

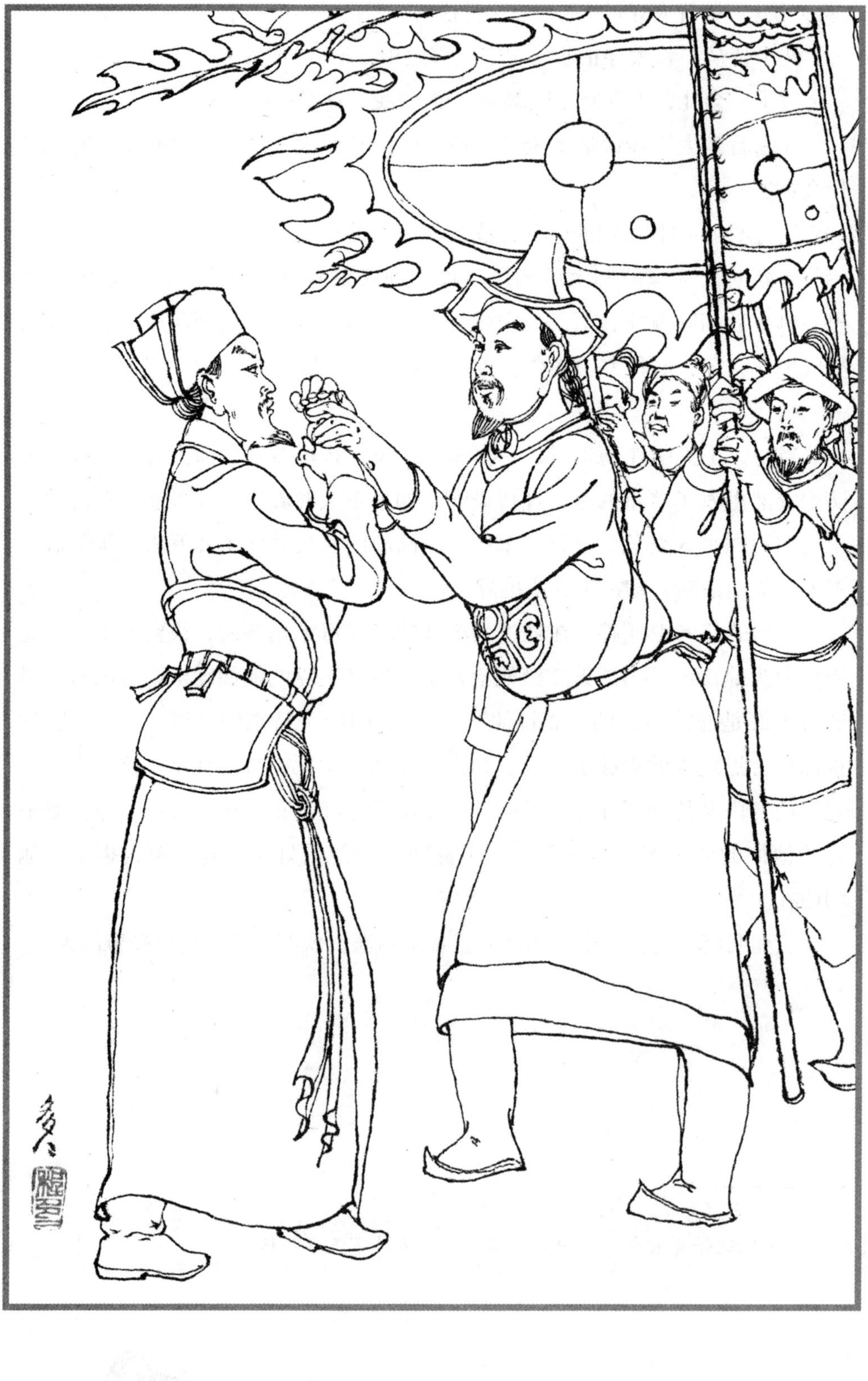

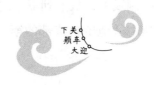

第十六章 | 反应点灸刺治疗异样病
王执中集验成就资生经

王执中，字叔权，浙江瑞安县人，乾道己丑年（1169）中进士，官从政郎，沣洲教授，将作丞。因少年多病，故兼攻医药，不仅悉心研究医学理论，并且集思广益，善于学习借鉴各种医学经验，特别重视针灸疗法。

一次，王执中的弟弟白日登山，为风雨所袭，回家后就觉得不舒服，入夜不久感到胸闷，几乎喘不过气来。大半夜过去了，还是没有丝毫缓解的迹象。

"哥！我胸闷得很啊！"弟弟流着眼泪，喘促着说。他看到人就哭，大有欲死诀别的感觉。

王执中看着弟弟悲戚的样子，心想，这可能与他的心理状态有关，就给他针刺了百会穴。

用百会治心病可是他最拿手的，当初母亲病了很久，突然有一次涕泪俱下，无法控制，王执中给她灸了百会穴就好了。王执中在治病时，如遇到忧愁凄惨、心境难释的病人时，也是必取百会。

可是，王执中这次为弟弟针刺百会，针下去好久，也没有见到效果，任你怎样的捻转提插，也无济于事。

王执中想到，自己当初背痛，在距脊柱四寸半，膏肓穴旁的地方，以手按压则疼痛更加明显，遂请人为施小艾炷灸，灸三壮后，背痛就止住了。后来，又发作了几次，复灸疼处立愈。王执中领悟到孙思邈《千金方》所论阿是穴的要领，临床中也常以阿是探穴法寻找针刺点。

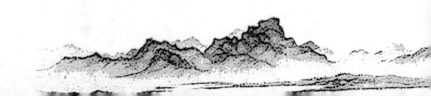

"我何不在他的身上找寻压痛点，以求得有效的针灸治疗点呢？"他想，"像他这样郁闷悲伤，虽说是外因引起，但最终还是与内脏相关，我不妨在他的膀胱经第一侧线上，从上到下，对背部的所有脏腑俞穴进行探循。"

于是，王执中从他弟弟背部的第一对背俞穴开始按压，一边按压，一边问："痛吗？"

"不痛。"

"痛吗？"

"不痛。"

"痛吗？"

"痛！ 锥刺的一样痛。"

"左边痛？ 右边痛？"

"两边都痛。"

"好！ 你不要动，我给你焠刺两针。"

王执中在他弟弟的肺俞穴上，点上了两个标记，拿出一根针，置火上烧红，迅速地刺到一边的肺俞穴上，并如此这般地焠刺了另一边的肺俞穴。

焠刺之后，王执中的弟弟顿时感到心胸宽敞了起来，他的病好了。

王执中临症选穴，注意探寻压痛点，即使是经穴，也以阿是穴的方法循经探位。他是我国历史上应用阿是穴最有成效的医家。

他在治疗痫证时，曾较多地应用百会、中脘等穴，虽然也有效果，但是疗效维持的时间不长，难以除根。后阅《脉诀》，见通真子"爱养小儿，谨护风池"一说，有所悟。凡痫证求治者，必先于风池按压有痛处施灸，此法提高了王执中治疗痫证的远期疗效。

一天，一个妇人来找王执中治病，她因患有赤白带淋浊曾来治疗过。

"怎么样，有改善吗？"

"没有，带下还是很多。"

王执中感到很纳闷，这类疾病他多数情况下都是艾灸气海来治疗，为什么给她灸就没有效果呢？ 是不是穴位的位置不正确。

"这样，你先躺下来，让我查一查。"

灸火烟云 奇针妙灸皆故事

妇人躺了下来，他看到肚脐下的灸痕，就在脐下一寸半处，没有偏斜，这灸的位置没错。他用指头按了按，妇人没有什么反应。他又在关元穴处探压，病人同样没有多大的反应。

他想，这带下病，何不灸带脉？他找到带脉的位置，按压了下去，好像还是没有什么异常。于是，他稍稍地移动了一点，再压下去。

"哇！好痛。"妇人突然将伸开的双腿缩了回来。

"好！别动，是这里吧。"王执中又重复地按了一次。

"嗯！是。"

王执中在压痛处标了个记号，说："今天给你灸灸这里。"

王执中在压痛点上放上艾炷，灸了起来。

灸着灸着，妇人闭上了双眼。

过了一会儿，妇人说起话来："昨天还好，没有灸到我，今天可灸到我了，我走了，你可要用酒食来祭我啊！"

王执中停了下来，转过脸，问那妇人："你说什么？"

妇人睁开眼睛，回答道："我没说什么？"

王执中道："你说今天灸到你了，你要走了，还说要用酒食来祭你。"

妇人听到此话，一脸的茫然，王执中也被这妇人没头没脑的话语给弄糊涂了。

为防不测，妇人回家后还是买了酒肉食品献了祭。

说也奇怪，这以后，妇人的病就好了。

王执中觉得这件事非常的怪异。后来，他想到晋景公病入膏肓之疾，梦见二竖子为虐，那是虚劳过甚，魂魄不能固守所致。妇人的这个病，也与此类似，只要灸到关键的穴位，就能固守住患者的魂魄，即使不去祭祀，也能治好这病。

后来，王执中对前来就诊的，患有赤白带、淋浊的妇女，都取这个穴位，以手按之，都能找到酸痛点，灸这个穴点，没有几个治不好的。

王执中用的这个穴，位于两胁季肋之下一寸八分左右。王执中还强调：有这种病的人，一定要及时灸治。妇人患这种毛病而丧生的很多，切不可忽视。从王执中的经验来看，此病多由过于用心所致，若再配合灸百会穴，则效果更佳。

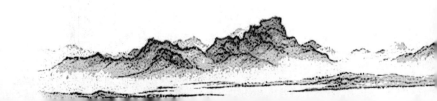

王执中根据长期临证经验，参照《针灸甲乙经》等书，撰成《针灸资生经》七卷。在这本书中，他讲解了许多独创的经验，并充分地说明了阿是穴的临床价值。他的《针灸资生经》对宋代针灸学的发展做出了重要贡献。

参考文献

宋·王执中《针灸资生经》

灸火烟云

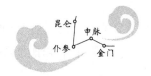

第十七章 | **发背急艾燎疮上无感觉**
愈疾慢灼烧痛时方保命

在中医疡科的治疗中，有些恶疮单凭方药是难以奏效的，艾灸往往发挥奇效。但行家有这样一句警示的话："艾灸灸疮，只怕不疼。"不疼意味着病情恶化，难以扭转。如能灸到有痛的感觉，基本上可以说是有救了。

北宋年间，在都城开封的万胜门，有一老弱士卒，名曰王超。

一天，他忽然发现背上好像背着个东西，又热又痛，使他产生一种不可名状的感觉。担心之余，他找大夫给他诊视。

"你这背上的疮已经有灯盏那么大了，里面生出好多个头。"那大夫看后，告诉他说。

"什么？ 有这么大了！ 我可是刚发觉，怎么这么快，这不就是人们所说的发背吗？"王超听说他背上的疮这么大了，不禁惊恐异常。

对方发现他被吓蒙了，一时又没有什么好办法，就提醒他说："你可以去梁门里外科金龟儿张家去看看，张家有好些妙方，或许能治你的病。"

王超按照指点去了，张大夫看到王超背上的疮后，皱了一下眉头，说道："这种疮凶险得很，不是一般的药物能够治疗的，唯有烧艾，别无他法，现在只有寄希望于此了。不过，艾灸操作起来还是挺麻烦的，还望你的家人能够坚持下去。"

张大夫抓了一把艾绒交给王超，告诉他施灸的方法，并对他说："你回家后，马上就试着灸背疮，怕就怕你灸得不痛，只有灸得痛了，才有希望。"

王超接过艾绒，道了声"谢谢"，就匆忙回家了。

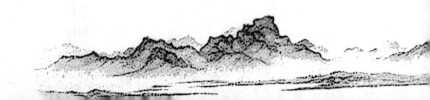

到了家里，王超将诊病的结果告诉了他的夫人。夫人听了，差一点被吓晕了。她强作镇静，点上香烛，在菩萨像前跪了下来，拜了几拜，念叨着："观音菩萨保佑！"

求过菩萨后，王超拿出艾绒，又点上线香，交给他夫人。他示范着捻起一壮艾炷，对夫人说："来给我用艾灸疮，艾炷就做这么大，烧完一壮接一壮，不停地烧。"

王超夫人如法炮制，烧起了艾炷。

艾灸发背用的是直接灸的方法，一壮燃尽，另一壮续起，就这样不停地换着灸炷。每当灸炷即将燃尽之时，王夫人都禁不住要问："痛吗？"可王超总回答说不痛。

灸到第十壮时，王夫人又问道："现在痛不痛？"

王超依然没有什么感觉，他的心里也不好受，心想，这下完了。他懒得言语，只是摇了摇头。

夫人可受不了了，"哇"的一声哭了起来。可是，哭又有什么用呢！她强忍泪水，继续灸下去。

"啊！怎么这么痛啊。"灸至第十三壮的时候，王超顿时感觉到剧烈的疼痛，艾炷四周的恶肉也卷烂起来，随手一碰就掉落到地上。

"菩萨显灵了！菩萨显灵了！"王超的夫人脸上带着泪花，高兴得笑了。

王超的发背有所好转，他们再次到了张家表示感谢，张大夫又给他开了些药用于敷贴，他贴后几天就全好了。

王超以十三壮艾炷，使发背转危为安，这算是快的。有的地方爆发病疽，多人亡命，个别因艾逃生者，也是经过不停的灸炳，自清晨到入夜，方才知痛转安。

那是元祐三年（1088）的初夏，开封的官员王蘧，发疽于背，医官为他治疗了好多天，不但没有丝毫的效果，病势反而更加严重。

在医官无计可施的时候，有人举荐了徐州萧县人张生，王蘧得张生的救治，从清晨开始以艾火灸疮，整整一天，烧去一百余壮都没有感到疼痛。张生并没有气馁，他继续施艾，至掌灯时分，计灸去一百五十壮时，王蘧才感觉到疼痛。

灸火烟云

奇针妙灸皆故事

第二天，张生为王蘧去除掉疮上的黑痂，只见那疮脓尽溃，肉里皆红，此时的疮疽也不再疼痛了。张生续以膏药贴患处，一天一换，在更换膏药的时候，剪去少许的黑烂肉。就这样，历时一个多月，王蘧的发背才给治好。

这一年夏秋，京师开封共有七名士大夫病疽，唯王蘧躲过一劫。

王蘧从此留心集录治疗痈疽之效方，日久成帙，撰成《经验痈疽方》一卷，又名《发背方》，但未见传世。

参考文献

宋·张杲《医说》、清·魏之琇《续名医类案》、宋·王执中《针灸资生经》

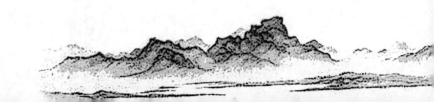

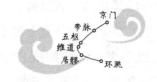

第十八章 老盗寇耄耋年纪发淫威
贼王超重灸关元壮体魄

南宋绍兴年间发生过一件怪事。

有一段时期，岳阳湖畔的乡民们，日不能安，夜不能寐，处于极度恐慌之中，特别是家中有女的人家更是提心吊胆。原来，有盗贼不时侵扰乡民，掠夺财物，更为可恨的是，他还好淫妇女，一日能多达十人，扰得百姓惶惶不可终日。

官府多次派人缉拿，终于将此盗贼抓获。

然而，让所有人都没想到的是，这么一个为恶多端的家伙，竟然是个年近九旬的老头儿！不仅如此，这老头儿面色红润，声音洪亮，被收押在牢房多日，仍看不出一丁点儿的老衰之态。

这盗贼名叫王超，是太原人，以前曾在刘武军中任步卒，后来不知怎么成了流寇。他在江湖厮混时，偶然遇上一个精于方术的奇人，授与他强身壮体的黄白住世之法。王超习得此法，从此有恃无恐，奸淫强掠，一发不可收拾。

修得奇法的王超，精力过人，力大无比，每入乡抢掠，轻而易举，更为怪者，乃他的阳事奇盛不已，这也是乡民最为害怕、也最感憎恶的。王超虽已步入迟暮之年，然而，他的精气神并未随着年纪的老去而有多少减退。也因为如此，让他成了为害一方的祸害。

王超罪恶深重，终被判处死刑。临刑前，监官问道："你有什么奇特的强

灸火烟云 奇针妙灸皆故事

身之术吗？”

“没有。”王超说。

“那你是怎样保持这样强壮的体魄的？”监官追问道。

“火力使然。”

“何种火力？如何使然？”

“我没有什么特别的方法，只是每年都坚持用艾火灼烤。每至夏秋交接的时候，我都要在我的关元穴上施以疤痕灸，累计灼灸关元千壮，常年如此，久则不畏寒暑，多日不食也不感到饥饿，而今我脐下有一小块地方，就像是一个取暖的火炉，人们都知道，泥土能烧成砖、木头能烧成炭，砖头、木炭千年不朽，都是火力的作用使然，人也是这样，我脐下的这块地方就像泥土成砖一样。”

王超死后，行刑官令刽子手剖查他所说的小腹的和暖之处，即关元穴的位置，挖出了一块似肉非肉，似骨非骨，俨然像块石头的东西，这样的东西就是艾火的作用日积月累形成的。

关元，为小肠募穴，任脉与足三阴经之会穴。在下腹部，前正中线上，当脐中下三寸。

关元，又名丹田，为人一身元气之所在，是人体保健要穴。《难经集注·六十六难》中杨玄操说：“丹田者，人之根本也，精神之所藏，五气之根元，太子之府也。”

中医学认为，关元其部位为真阳所居、化生精气之处。艾灸关元能使清阳上升，浊阴下降，元阳温暖，血液充盈，能培肾固本，补气回阳，通调冲任，理气活血。艾灸关元，能治积冷，男子疝气，梦遗淋浊，女子瘕聚，经产带下，诸虚百损。

71 ─────

参考文献

宋·窦材《扁鹊心书》

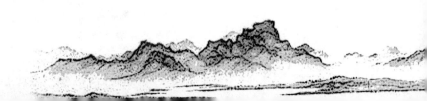

第十九章 | 服睡圣躁狂男子方平静
保元阳真定道徒灸募俞

"哇！哇！不！我不！"一男子喘着粗气，被几个壮汉压在地上，一位医生拿出针灸针来，在这个男子的人中、内关扎了几针，男子一急，不知哪来的力气，挣脱了出来，几个人没抓住，让他跑了。他一边跑，一边拔掉扎在身上的针，"嗷！嗷！"地叫着。

这男子患狂证已经五年了，时而发作，时而休止。发作时，狂躁易怒，摔打东西，或弃衣奔跑，家人与邻居都被他搅扰得无法正常生活，还要时时刻刻地提防着他，恐怕他会闹出事来，伤着老人和孩子。

五年来，服食了好多的方药都没有效果，这一次又是剧烈发作，好不容易找到医生，按住他给扎了几针，可又被他挣脱逃跑了，这可把家里的人都给急坏了。

"还是找窦大人吧，只有他有办法能让这个疯子安静下来。"不知谁提醒了一句。

"对！窦大人那里有一种能让人昏睡的方药，服后就能躺下，毫无知觉，过一会儿才能醒来。"有人附和着说。

"那醒来之后不还是闹腾吗？"

"主要是在他昏睡的时候好给他做治疗。"

"对！就这样。不过，得能让他乖乖地到窦大人那里去才行。"

"我们可以趁他不注意，或是熟睡的时候将他捆起来，抬到窦大人那里去。"

"为了给他治病，也只能这样委屈他了。"

几个壮汉趁这个疯狂男子不注意，用绳子将其捆住，送到了窦大人——窦材诊病的地方。

窦材，宋代真定(今河北省正定县)人，曾任绍兴开州巡检等职，他学医于"关中老医"，受道家思想影响，提出保扶阳气为本的主张："道家以消尽阴翳，炼就纯阳，方得转凡为圣。故云：阳精若壮千年寿，阴气加强必毙伤。又云：阴气未消终是死，阳精若在必长生。故为医者，要知保扶阳气为本。"强调阳气在人生命活动中的重大作用。主张"保命之法，灼艾第一，丹药第二，附子第三"。

为减少多壮灸给患者造成的痛苦，窦氏创立了一种灸前麻醉法，即口服"睡圣散"，使人昏睡，然后施灸，可无痛苦，这是灸法应用麻醉的最早记载。

窦材看到被送来的是个发狂病人，而且又正在发作期间，就为他调制了睡圣散。

病人看到这些人要给他喝药，牙关紧闭，极力挣扎，窦材见状，说："捏住他的鼻子！"家属上来捏住了患者的鼻子，患者嘴巴张开了，窦材趁机给他灌下了睡圣散。

发狂者紧握着的手，渐渐地松开了，他昏睡了过去。

"快！ 给他松绑。"窦材说。

几个人赶紧解开绑绳。

"让他躺好，我要为他施灸了，请把他的上衣解开。"

窦材在患者剑突下一指多宽的位置放上艾炷点燃，一壮灸完，一壮续灸，患者全然不知。灸着灸着，患者动弹起来，但艾灸治疗还未完，窦材就再次给患者服睡圣散，一直灸到五十壮时停了下来。

"将他的身体翻过来。"

患者被翻过身来，窦材从他的第一胸椎开始量起，向下数，到第五胸椎在脊柱左右旁开约两横指，确定了两个穴位，在每个穴位放上一个艾炷，点燃，又各灸了五十壮。

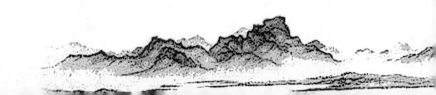

全部灸完后，窦材告诉家属："患者发狂，神志不清，属心之病变，所以，我给他在心的募穴巨阙与心的俞穴心俞进行灸治。他暂时不会发病了，回去后还需服一剂方药。不过，他患病已久，必有一回大的发作方能痊愈。"

说话间，患者睁开了眼睛，他狐疑地看着周围，说："这是什么地方？"

"在窦大人这里。"家人告诉他。

他还是不解，不过，却很安静。

"这是镇心丹的药方，你们回去就煎，让他喝下去。"窦材将药方递给患者家属，只见药方上有人参、茯苓、石菖蒲、远志、木香、丁香、甘草、干姜、大枣等。

患者在家属的陪同下回去了。回去后很长一段时间没有发作。

一天，这男子突然又发病了，而且比以往任何一次都厉害。

太阳快下山了，发狂男子已经折腾了一整天了。正当家人极度忧虑的时候，患者静了下来。从此以后，该男子的发狂病症就再也没有发作过。

窦材治疗男子的发狂病，用的是同属于心的特定穴——胸腹募穴巨阙和背部俞穴心俞，是认为该病证属心气不足，故而取这两个穴位施灸。而在另一个也属于心病的例子中，他却选择了位于胸腹部的两个募穴。

一天，一个书生在家人的带领下来找窦材诊病。

"窦大人，你看我家这孩子，整天昏昏沉沉地待在家里，也不愿意出门，都半年了，又不想吃东西，眼看着他一天天地消瘦下去，不管怎样劝说，他都听不进去。"书生的家人说道。

"因为何事发病？"

"乡试赶考，名落孙山，从此一蹶不振。"

"找医生看过？"

"看过好多医生，一点效果都没有。"

"前头的医生是如何治的？"

"吃了汤药无数。"

"看来，他的这个病，靠药物治疗是无济于事了。"

"那如何是好？"

"保命之法，灼艾第一，还是先试试艾灸。让他在诊床上躺好，解开衣服。"

书生依言躺好，窦材在他的巨阙穴位置灸了二百壮，然后又灸他小腹的关元穴。

"为什么要灸这么多？"

"郁而寡欢，多静少语，证多属阴。加之病程较长，服了半年的方药，未见功效，反而有可能对机体本来就阴盛阳虚的局面带来更多不利的影响。所以，不用方药，而重用灸法。"

"那，为何只灸这两个穴……"

"他的郁证属心肾不交，上焦心之虚火上炎，下焦肾水不能升腾与心火相济，所以取心募巨阙，小肠募关元，关元又是补肾强身的要穴，取这两个穴就是为他降心火，温肾水，以使水火既济，心肾相交。"

"噢！原来是这个意思。"

"好了，关元穴也灸二百壮，你看看他现在情况如何？"

窦材和书生家属与书生聊了一会儿，感觉到书生的病症已好了一半。

"回去后，你们给他准备些白酒，让他每天喝上三次。"窦材把书生家属叫到一边，交代道。

"为什么要喝白酒？"

"他的病是由于求取功名未能如愿而发，让他稍饮些酒，半醒半睡暂时忘掉这些事情，有利于他的恢复。不过，你们要掌握好酒量，适可而止。"

回去后，他们遵照窦材的嘱咐，按时定量地给书生饮酒，一个月后，书生的病症全部消除，果如窦材所言。

参考文献

宋·窦材《扁鹊心书》

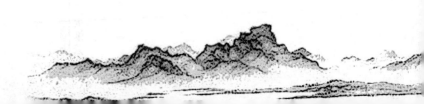

第二十章 | 究病原窦材疗疾多灸艾
叹奇术扁鹊致应见心书

前文讲到，患郁证的书生被窦材艾灸巨阙、关元二穴治好了。窦材认为书生的证型是心肾不交，用的是交通心肾的治疗法则。

窦材还碰到这样一位中年男子，也是因七情所伤，不思饮食。乍看起来，病症似乎与那书生相同，实际上，却有着本质上的区别，如果不是窦材细心诊察，很有可能误诊误治。

这中年男子面无血色，安静少语，窦材诊其两脉，诊得右手沉细，左手无脉，遂问道："先前看过吗？"

"看过，很多医生都认为是死症，不愿给他治疗。"陪同的家人回答道。

"怎么会这样说？"

"你看他白天是这样的安静，可到了夜里却是异常的烦躁郁闷，整个夜里，辗转反侧，难以入眠。所以那些医生都说他得的是死症，没有办法治。"

"还是因为他的脉象吧，他右手脉沉细，左手脉根本就摸不到。"

"是的，医生都说他左手无脉。"

"知道他发病的原因吗？"

"他本来脾气就不太好，有一段时间特别失意，过于恼怒，又特别悲伤，后来就不想吃东西，日渐消瘦起来。"

"这样看来，我倒不认为这是死症，我觉得他还是有机会治好的。"

"是吗？他这是什么病？"家属急切地问。

"他这是肾厥病，是由寒气客于肝肾二经所致。此为真气大衰，不是平常的药物所能治疗的，非得艾火方能起效。灸后再配合点丹药服用，应该用不了多少时间就会好转。你们愿意一试吗？"

"那太好了！请给他治疗吧！"病人家属赶紧说道。

窦材为病人灸中脘五十壮，关元五百壮。灸后开出金液丹、四神丹。

"回去后，按照我写的量，每天吞服这两种丹药，五天以后再过来看诊。"

"是！"

五天后，病家又来了。

窦材为他诊脉，刚将三个指头搭在病人左手寸口上，窦材的嘴角就翘了起来。

"怎么？"家属见窦材笑了，忍不住问道。

"左手有脉了！"窦材说。

"真的？！太好了，太好了。"家属高兴地叫了起来。

就在这时，病人突然叫肚子疼，家属顿时又紧张起来。

"是想上茅厕吧！"窦材问道。

病人点了点头。

"出门不远，那边就有一个。"窦材用手指了指，说。

病人在家人的陪护下，出去了。

回来后，窦材看到他们表情严肃，心中已有数，问道："大便怎么样？"

"解下的大便都是青白色的脓液，有好几升呢！"

"哈哈！不必担心。这几天，他的真阳之气充实了，有能力抵御寒气，这次大便，寒气都被他泻净了，他的病好了。"

"那还要服药吗？"

"脉已复生，寒气已除，如饮食渐进，夜卧安宁，就不必服药了。"

病家听到此话顿然醒悟，"扑通"跪倒在地，说道："谢大人救命之恩！"

窦材赶紧走上前，扶起病家，说："快请起，不必这样客气，我行医不就是为了治病救人吗？"

病人走后，没有再来求治，他彻底好了。

一个产后病人，头发昏，两眼睁不开，颜面发麻，两手拘挛，窦材看后

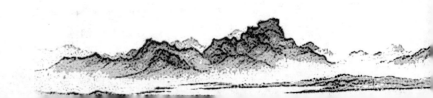

说："此证为胃气闭，由肝气上逆，胃气结而成厥。足阳明胃脉还出夹口环唇，出于齿缝，所以会见此症。"遂令灸中脘五十壮，当日即愈。

窦材诊疗的病例中，有不少是众医弃而不治的疑难病，窦材都能穷追其原，抓住根本，以艾火重灸，或佐以丹药，最终妙手回春。

窦材著《扁鹊心书》三卷，记述的病症和医案，几乎百分之九十以上用的都是灸法，他把灸法排在各种治法之上。

窦材用灸有两大特点：

一是艾灸的壮数多，每个穴位能灸数十壮、上百壮，甚至五六百壮。

对于这么大的灸量，就曾有人问他："人的皮肉是最嫩的，灸上五六百壮，那不把人的皮肉给烧焦掉？"

他回答道："不会的，死了的人，灸上二十壮，就能把肉烧焦，那是因为没有血气的荣养。如果是一个真气未脱的人，气血自然流行，荣卫周而环行，哪怕是灸上千壮，也不至于烧焦烧烂皮肉。"

所以他认为要治大病、根治疾病，一定要大量施灸。

二是他用的穴位少，而且多取自脾、肾、膀胱、任脉诸经，特别是关元、命关（食窦）两穴用得最多。他认为："脾为五脏之母，肾为一身之根……此脉若存，则人不死。"还说："若不早灸关元，以救肾气，灸命关以固脾气，则难保性命，脾肾为人一身之根本，不可不早图也。"

窦材在《扁鹊心书》一书中提到，有一个人患伤寒太阴证，身体发凉，下肢从脚冷到小腿，六脉弦紧，皮肤发黄，有紫斑出现，同时还口吐涎沫，发燥热噫气，但是，由于立即重灸关元、命关，保住了性命，恢复了健康。而另外一个患伤寒太阴证的人，在第六天就诊时，同样是脉弦紧，皮肤发黄，还有自汗。窦材要为他灸命关穴，但他就是不肯灸，窦材告诉他说，伤寒病唯太阴少阴两证死人最快，如果不抓紧时间灸治，你虽然服药，也是没有用的，这个患者不相信窦材所说的，到了第九天，他果然因为脏气败绝，泻血而死。

参考文献

宋·窦材《扁鹊心书》

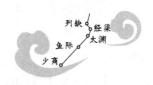

第二十一章 壮年汉发伤寒医者不识
郭子和重灸燏病家得治

一个平素身强力壮，很少患病的壮年人，突然发起病来。

他躺在床上，不停地呻吟着："哎哟！疼死我了。"

家人问道："是哪里痛？"

"全身都痛。"

"哪个地方最痛？"

"说不清楚。"

"这里吗？"家人试着为他找痛点，可找了半天，也没能找到具体的位置。

"我也不知道哪个地方，只要一起身，身上就像被手杖猛地敲打一样疼。"

他试着想翻一下身，可刚一转动，又是一阵剧烈的疼痛，令他不能转侧，他只能忍受着没有间断的疼痛折磨，仰卧在那里。

这时，医生来了，此人不是别人，乃患者的同辈兄弟。

医生为他的堂兄长视诊后，问起病情，堂兄长一一回答。

医生见堂兄长头脑清晰，并无恍惚昏睡的情况，又问道："发病至今，请别的医生看过吗？"

"看过，开过一些药。"堂兄长回答。

"服药后有什么感觉？"

"服药后没有什么反应。"

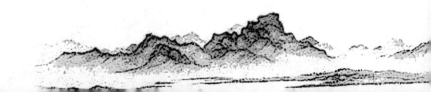

"那医生怎么说？"

"他们说，我这个病比较严重，心静不烦躁，头脑又清楚，身重得不能起床，况且，还有自汗自利，四肢厥冷等一系列症状，就判定我得的是阴证。"

"不错，是阴证。"

"他们还说，你遍身疼痛，不知道所痛的地方，动不动就犹如被杖打一样，这是阴毒证，应当从急治疗。"

"此言有误，暂不可听。"

"怎讲？"

"仲景《伤寒论》太阴病篇曰：'太阴之为病，腹满而吐，食不下，自利益甚，时腹自痛。若下之，必胸下结硬。'你病属伤寒，而非杂病，当以外感看待。"

"那该怎么治呢？"

"太阴病篇中说道：'自利不渴者，属太阴，以其脏有寒故也。当温之，宜服四逆辈。'因此，你应该先服用四逆汤，我再给你灸灸关元、三阴交，看看能否改变你的这一派寒凉征象。"

患者的兄弟谈起《伤寒论》来，头头是道，他是何人？

此人乃儒门弟子，《伤寒论》研究的大家郭雍。

郭雍，字子和。祖籍洛阳，他的父亲郭忠孝，是永兴军路提点刑狱，从师于儒学大家程颐，对《周易》研究颇深，著《兼山易解》，名号兼山先生。郭雍承继父亲的儒学思想，通于世务。隐居峡州（今湖北省宜昌），自号白云先生。乾道年间，朝廷征召，峡州太守任清任、湖帅张孝详推荐他，他不愿赴朝，皇上给他赐号冲晦处士。宋孝宗知他贤良，常在辅臣面前称赞他，并命所在州郡每年新春致礼慰问。淳熙年间，郭雍又被封为颐正先生。

郭雍讲习儒学之余，研究医学，他向太医常器之学习，得到传授指点，乃精于诊断，洞悉病情。他喜好仲景方书，因感于《伤寒论》已有残缺，于是深入研究《素问》《难经》《千金方》《外台秘要》等书的论述，及朱肱、庞安时、常器之等诸家的学说，于淳熙八年（1181）撰成《伤寒补亡论》20卷。

这位被郭雍诊为伤寒的壮年患者听了关于自己病情的一番解说后，觉得还是兄弟说得明白清楚，就接受了他的治疗。

第二天，郭雍问患者："昨天治疗后，有什么感觉？"

患者回答："昨天刚灸过，感觉是好了许多，可今天，还是原来那个样子。"

听患者这么说，郭雍又给他开了些丹药，说："把这九炼金液丹服下去，或许会有所改善。"

患者按照郭雍的吩咐，加服了九炼金液丹后，果然，冷汗、自利、手足厥冷等症都有了不同程度的缓解。

看到患者的病况逐渐改善，郭雍决定将药物与艾灸停个一两天，观察一下。

不料，治疗一停下来，原有的那些症状就又复发了。

"看来，这个治疗还没有到位，还需要继续加量。"

郭雍加大灸量，他连续三天两夜，共灸去艾炷一千多壮。同时加大药量，令患者服九炼金液丹共计一千余粒，服下的四逆汤大约有一两斗之多。至此，患者的阳气是回复过来了，不见出汗，证如太阳病。

郭雍看到患者的伤寒病由太阴病转为太阳病后，没有立即给药，他在等着患者汗出。可一等就是几天。

三天后，患者突然烦躁不安起来。

"水！水！"患者频欲饮水。口渴后的第二天发起了高烧，身上发了好多斑，语言也有些模糊不清了。郭雍见此情景，不得已，改用调胃承气汤。

真没想到，调胃承气汤服后，患者的大便得以清利，大汗外泄，诸多症状一扫而净，再也没有反复。

自张仲景《伤寒论》问世以来，历代《伤寒论》专家苦苦追索，以求其精髓主旨，但是，伤寒病在临床中的表现，多种多样，常有变数，如何能够即忠于《伤寒论》之本意，又能随其变化而灵活应用，是临床医生必须要明白的，决不能死守条文而贻误治疗。

这个案例就很有特点，郭雍能够不受先前医生的错误诊断的影响，又能够根据六经传变的规律灵活的施治，从而使一个濒临衰竭的病人转危为安。

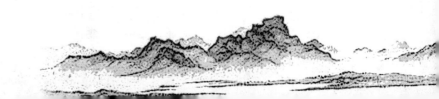

值得注意的是，郭雍为这位堂兄患者治病，灸量之大，达每日五百多壮。郭雍的灸治理念，同窦材近同。窦材在他著的《扁鹊心书》中说道："医之治病用灸，如煮菜需薪，今人不能治大病，良由不知针艾故也。世有百余种大病，不用灸艾、丹药，如何救得性命，劫得病回？如伤寒、疽疮、劳瘵、中风、肿胀、泄泻、久痢、喉痹、小儿急慢惊风、痘疹黑陷等证。若灸迟，真气已脱，虽灸亦无用矣；若能早灸，自然阳气不绝，性命坚牢。"他还说："世俗用灸，不过三五十壮，殊不知去小疾则愈，驻命根则难。故《铜人针灸图经》云：凡大病宜灸脐下五百壮。补接真气，即此法也。若去风邪四肢小疾，不过三、五、七壮而已。"

参考文献

元·脱脱等《宋史·列传第二百一十八隐逸下郭雍传》、宋·郭雍《伤寒补亡论》

灸火烟云

奇针妙灸皆故事

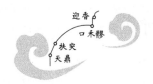

第二十二章 | 小童子宿痰未清成风痫
陈自明除壅开窍有灸药

"孩子已经醒过来了，也不再抽了，还要我们给孩子配什么药丸。"

一对夫妻抱着孩子从一家医馆走了出来，一边走一边嘟囔着。

"就是，孩子好了，还要我们买药，这不是为了牟利又是为了什么！"

"还好，我们不信他的，不然，又不知道要被他讹去多少钱。"

这夫妻俩，就在他们进门之前，抱在怀中的孩子还在不停地抽搐，而出门时，已经在他们的怀中安睡了。

这是怎么回事？

原来小儿惊风发搐，昏迷六天，不省人事，也不知看了多少医生，服了多少药物，都没有见效。父母急得四处求医，最终碰上了陈自明。

陈自明问清了孩子的发病情况，为其搭脉时，觉得孩子手足还有温热的感觉，于是对孩子父母说："我能救活你们的孩子。"

听说孩子有救，夫妻俩非常高兴，但之前那么多医生治疗都没有效果，他们还是心存疑虑。

陈自明对孩子的母亲说："你坐在这板凳上，抱好孩子，把孩子的脚心露出来。"

见孩子父母准备停当，陈自明拿出一根针来，左手把住孩子的小脚，右手持针，朝着孩子的足心，即涌泉穴刺去。

针刺进去了，但是，孩子没有丝毫的反应。夫妻俩相互看了看，有些失望。

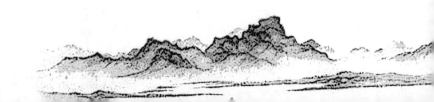

陈自明又取出一根针，朝孩子的另一只脚的足心刺去，可孩子依然没有反应。这下，孩子的母亲终于忍不住了，"哇"的一声哭了起来。

就在这时，陈自明开始捻动插在孩子足心的两根毫针。

过了一会儿，孩子突然哭了起来，虽然声音有些低微，有些沙哑，但孩子毕竟醒了过来！

孩子的母亲破涕为笑，激动得说不出话来。孩子的父亲见孩子醒来，高兴道："多亏陈医生妙手回春，我儿有救了。"

陈自明从孩子身上起出毫针，对他们说："你们孩子的病，得之于伤食，食伤则胃伤，胃伤则影响它的运化，运化失常则胃中存留的饮食，不得下泻，饮食宿积，继而成痰，宿痰壅堵，乃作抽搐。现如今，孩子虽然醒了过来，抽搐也停了，可是宿痰尚未去除，不知道什么时候，恐怕还会发作，单靠这两根针也只是治其标，要想除根，还得服些药丸，不然，神气渐昏，必将发病。"

患儿父母听说此话，相互交换了一下眼神，孩子的父亲用眼睛向外瞄了瞄，孩子的母亲抱着孩子站了起来，对陈自明说："谢谢医生，我们明天再来。"

说完，两人抱着孩子一起走出了大门。

陈自明以为他们身上没带够钱，没想到，这对夫妻走了之后，再没来过。

可是，到了第二年的八月，他们又来了。

陈自明见他们再次来诊，心里已经明白了几分，也没有责怪他们，就问道："孩子怎么样，我一直担心这孩子，在等着你们。"

孩子的母亲焦急而惭愧地说："我们原以为孩子没事了，就没太在意。"

"那现在的情况怎么样呢？"

"不知怎么的，这孩子近来一段时间老是犯迷糊，大小便有时也不知晓，还不知道避闪水火。"

"孩子原来的病根未能彻底清除掉，到了一定的时候，这风痫总是要发出来的。"

"都怪我们，上次没听您的话，害了这孩子，您看，这耽误了一年，还

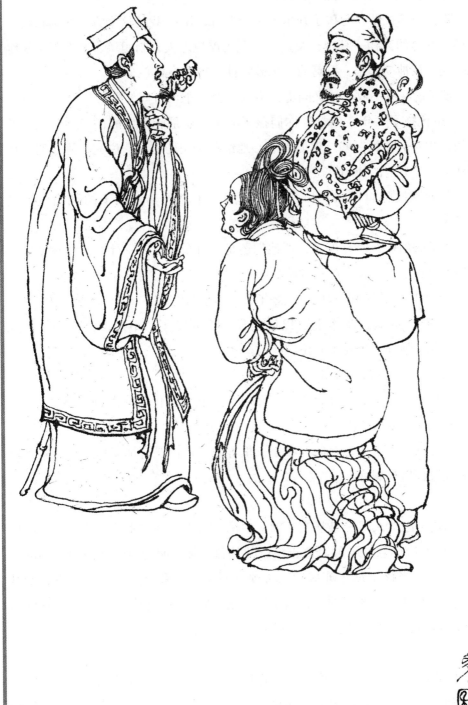

好治吗？"

"你们不要着急，先让我看看。"

陈自明诊视后，为孩子开出了一个丸方，说："我的这个方子多为祛痰、安神、开窍的药物。其中，黄连、山栀泻浮越之火，制胆星、制白附子祛壅积之痰，茯神、远志、石菖蒲、朱砂安神，麝香能利心窍。"

孩子的父母不放心，又问道："孩子的病，能治好吗？"

"虽说拖了一年，但是，你们孩子的病，还是能治好的，只不过花费的时间，相对的要长一些。你们就放心地给孩子用药吧！"说完，陈自明又详细地交代了方药的使用方法及用量。

夫妻俩按陈自明的医嘱，给孩子服了半年的药，孩子的风痫就不发作了。

孩子的痫症暂时是停了，可他们还是心有余悸，万一什么时候再发作，他们不敢想下去，又一次找到陈自明。

"医生！孩子的风痫症已经好了，能除根吗？"

"这孩子的病，基本上可以说是没什么问题了。不过，为确保不再复发，我看，最好再灸几个穴位。"

"那好，我们听您的。"

陈自明说："为了更加有效地起到祛风、利湿、化痰的作用，我看，就灸胆经和大肠经的穴位吧。"

他为孩子灸了风池、曲池、手三里等几个穴位。打那以后，孩子就再也没有发过惊风与痫症。

明代《医学入门·杂病穴法歌》中说："小儿惊风少商穴，人中涌泉泻莫深"，针灸治疗急惊风可镇惊止痉以救其急，陈自明为孩子救急时所用的就是涌泉穴。当孩子痉止苏醒后，必须查明病因，采取相应的治疗措施治其本。陈自明认为，孩子的病，因于风、湿、痰，孩子病体虚弱，且湿痰又为阴邪，故选择风池、曲池、手三里诸穴，以灸法驱邪而扶正。

陈自明，字良甫，一作良父，晚年自号药隐老人，江西临川县人。陈自明的祖父、父亲都是医生，而陈自明是陈家医学成就最为突出的。陈家家传

灸火烟云
奇针妙灸皆故事

的医书，陈自明几乎阅了个遍，不仅如此，他每到一个地方，也总是想方设法地收集方书加以研究。

南宋嘉熙年间，陈自明任建康府（今江苏江宁）明道书院医学教授，著有《管见大全良方》（已佚，仅在《医方类聚》一书中存有散在内容）、《妇人大全良方》《外科精要》等书。

陈自明治病多灸、针、药兼施，他重视艾灸，并且能够在继承前人经验的基础上，发展提高。

参考文献

清·魏之琇《续名医类案》

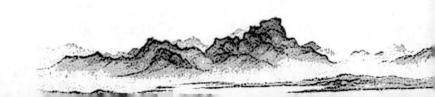

第二十三章 | 李东恒见师长罹患风眩
张元素教徒儿灸取侠溪

　　金元时期四大名医之一的李东垣，是在易水的张元素栽培下成长起来的，李东垣拜师后，跟随张元素学医，一天也不敢懈怠。

　　一次，李东垣因家事，有好几天没到张元素那里去了。事情一办完，他就急匆匆地赶到师父家。

　　李东垣在卧室里见到了卧病在床的张元素。

　　"师父！ 您哪里不舒服？"

　　张元素微闭的双眼睁开一条缝，说道："我这头……"话刚出口，他停顿了一下，接着说："明之，还是你先给我看看吧！"

　　李东垣明白了他的用意，他是要以自身的疾病来考验指导学生。

　　"好，那我就先看看。"李东垣应道。

　　张元素伸出手来，李东垣静下心来将手指按在了师父的寸口上。

　　"脉弦缓。"李东垣道。他抬起头，仔细地观察着老师，只见张元素一只手扶着额头，低声呻吟，面颊部泛着青黄色，两只眼睛半眯着，似乎是懒得张开。

　　"怎么，头痛吗？"李东垣问。

　　"不光头痛，还晕得慌，房子直打转。整个人感到非常沉重，疲惫乏力，一点都不想说话，张口就感觉累。"张元素答道。

　　"发作厉害的时候怎么样？"

　　"就是想呕吐，可也没吐出什么。"

灸火烟云
奇针妙灸皆故事

"平时呢？"

"没有发作的时候，人也没有力气，有种困重的感觉。"

"那您的这个头痛头晕的毛病反反复复的也有好几年了吧。"

"是的，有好几年了。你说该怎么治呢？"

"这……"学生怎好班门弄斧，李东垣道："师父！该问的我都问了，这怎么治还是您说吧。"

"还是我们一起来分析吧！明之，你看我这面色，应该与哪些脏腑有关？"

"面色青黄，当与肝脾有关。肝动生风，痛与风眩在您的病症中都有所表现。肝木旺盛克制脾土，脾失健运，则水液代谢失常，导致湿痰壅滞，就会出现身体困重，懒于言谈等现象，就像您一样，困重得目胞都懒得睁开。甚则还会因为湿痰的缘故，出现想要呕吐的征象。"

"不错，我这个头痛，可以把它归为风痰头痛。头痛的病机为胆郁痰扰，这是因为肝与胆脏腑相依，互为表里，肝失条达，则胆失疏泄，致胃失和降。胆经的脉络上抵头目，因此，在治疗上多从胆或胆经论治。你说，风痰头痛应该用哪个汤头？"

"这个，我还是听师父的。"

"我认为，应该用局方玉壶丸治疗。这其中生天南星、生半夏主要用于祛痰化湿，天麻用于除眩。"张元素讲完方剂后，又说："毕竟发病多年，单以方药治疗恐怕还不能功尽其效，还需要针灸加以配合。你说说看，针灸怎样取穴？"

"可以选取胆经的风池、临泣，不过……"

"在我的头上施行针灸恐怕你还有些顾忌，不如选个腿脚上的穴位，烧烧艾，你看怎样？"

"那好，可是，取哪个穴位能够充分地发挥作用呢？"

"这样吧，你就选取侠溪穴，灸侠溪的目的在于温胆，能够消减风痰，清除头面的眩痛。"

"是！侠溪穴有祛风活络止痛的作用，主治少阳头痛。我这就给您拿药，等服完药我再给您施灸。"

李东垣取来药，服侍张元素服下后，就在他的身旁揉搓艾炷，他把搓好

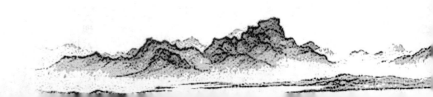

的艾炷放在手心里，伸到张元素面前，说："老师，您看这么大行吗？"

"可以，就这么大。"张元素看后回答道。

"好！那我现在就给您灸了。"

李东垣将艾炷置于他的小趾侠溪穴处，点燃施灸。

几壮艾炷灸完，李东垣听到了轻微的鼾声，他转过脸，看到他的老师睡着了。

后来，张元素又自己灸了几次，他的风痰晕眩就全好了。

参考文献

金·李杲《兰室密藏》

奇针妙灸皆故事
灸火烟云

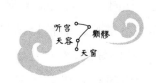

第二十四章 | 元好问发疮险遭庸医害
李东垣诊治灼灸百壮安

问世间，情是何物，直教生死相许。

天南地北双飞客，老翅几回寒暑。

欢乐趣，别离苦，就中更有痴儿女。

君应有语。

渺万里层云，千山暮雪，只影向谁去？

横汾路，寂寞当年箫鼓。

荒烟依旧平楚。

招魂楚些何嗟及，山鬼暗啼风雨。

天也妒，未信与，莺儿燕子俱黄土。

千秋万古。

为留待骚人，狂歌痛饮，来访雁丘处。

这首《摸鱼儿》，名曰《雁丘辞》，作于金章宗泰和五年（1205）。当时，一位 16 岁的少年在赴并州（今山西太原）应试途中，遇见一个捕雁人。

捕雁人说："今天我捕获了一只大雁，这只雁已死，可另一只脱网的大雁却不停地悲鸣，不愿离去，最终，竟然自行投地而死。"

少年被大雁殉情的故事深深感动。他买下这只大雁，把它葬于汾水河旁，并写了这首词。后来，他又据《摸鱼儿》的词调加工改定。词作高度赞美了大雁殉情之可贵，热情歌颂了坚贞的爱情。

这位天才少年，就是后来闻名全国的，金末元初最有成就的作家、历史

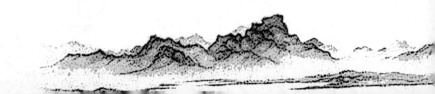

学家和文坛盟主，宋金对峙时期北方文学的主要代表，又是金元之际在文学上承前启后的，被尊为"北方文雄""一代文宗"的元好问。

元好问性格外向，三教九流无所不交，时人多认为他豪爽滑稽、平易近人，虽然外表短小清瘦，却是骨劲气悍、超尘脱俗。金元四大家中的张子和、李东垣都是他的好友。

李东恒与元好问有着莫逆之交，金国首都被攻破后，他俩相伴逃难达五六年之久。元好问还和移居真定的著名元杂剧作家白朴的父亲白华是至交。

元好问的朋友多，他本人也好饮酒。一次，他到真定后住在白华家里，饮酒过量，在后脑勺下的项上生出了一个小疮。数日后，头项麻木，肿势扩大。本来，他是可以找好朋友李东垣来看这个毛病的，只是他觉得这样一个小疮，找个专看疮疡的疡医拿点药吃就行了，于是，他找了个疡医。

疡医看过他的疮势后，觉得只是这么大点的小疮，就为他开出五香连翘汤的方药。

元好问看了看药方，上面有乳香、木香、沉香、丁香、香附、黄芪、射干、连翘、升麻、木通、独活、桑寄生、甘草等药，问道："这些药，是……"

疡医告诉他，说："这是治疗脑疽、痈疽、时毒邪气郁滞最好的方子，保管你服后几天就能看到效果。你等一等，药一会儿就抓好。"说罢，他将开好的方子递给身后的伙计。

不多时，药抓好了，疡医把药包递给元好问，说："药吃完后，你再过来让我看看。"

元好问拿了药回去，一连服了八天的药，却没见到项疮有丝毫消减。

元好问再次来到疡医这里，疡医见他未见好转，不好交代，跟伙计耳语了两句，然后，跟元好问说了声"稍等一下"，就转身走了。

元好问见这个疡医离开了，就问那个伙计："怎么了，他干什么去了？"

"他一会儿就回来，他去找大师兄合计合计，该怎么处理，以前碰到像你这样的毛病，都是几天的光景就给治好了，很少见过你这样没有效果的。"

过了一会儿，疡医果然将他的一个师兄请了过来。这位师兄对元好问说："你的疮是不会很快好的，需要耐心地治疗。要等十八天，疮才能化脓；

等到有脓出来的时候，再用药或者针刺，三个月就没有问题了，四个月就会全好。"

元好问心想，师弟说几天就能治好，却没有好，师兄又说十八天化脓，出脓后还要三个月的治疗，如果三个月后还是没好，那叫我怎么办？ 不行，我不能这样让他们把我的病给拖下去。

元好问读过医书，他可不是个容易被糊弄的人，他清楚地记得医书上讲过，一些疮痈发作起来是非常凶险的，如果只听这两位医生的话，到时恐怕不可救药，悔之晚矣。

"不行，我还是得找个人问问。"元好问没有听那两个疡医的，他要找他的好朋友李东垣给他看看。

元好问约请了李东垣，把那两位疡医的说法告诉了他。李东垣看了他的疮，马上就说："那疡医根本就不该让你吃五香连翘汤。"

"那该吃什么药呢？"

"暂时用不着吃药，先用火攻之。"

"火攻？"

"对，火攻，我给你用大艾炷重灸。"

"那什么时候吃药呢？"

"这就要看你对艾炷灸的反应如何，然后再考虑你什么时候用药，用什么药。你现在要不要灸？"

"要！ 要！"元好问已经耽误了八九天了，他不想再耽搁下去。

李东垣做了一些大艾炷，如核桃大小，对元好问说："艾炷已经准备好，可以给你治疗了，你脱了衣裳，露出脖项，趴下来，我好给你施灸。"

元好问依言趴到床上，李东垣将大艾炷放置于他的后项生疮的部位。

艾炷点燃了，冉冉青烟升了起来。

不多时一个艾炷烧完，李东垣换上新艾炷。

就这样，一壮、两壮……十壮、二十壮地连续不断地灸。可是，元好问一点感觉都没有。

"哇！ 好痛。"在灸至一百壮的时候，元好问感到了疼痛。

"好了，就灸到这里。"李东垣清理了元好问身上的艾灰，说："你起来，我可以给你开药了！"

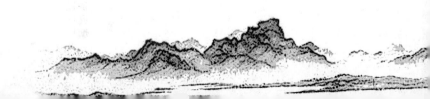

李东垣一边开药，一边说："你这是足太阳膀胱经的病证，应当以黄连消毒丸治之。"

李东垣开出了黄连、黄芩、黄柏、生地黄、酒知母、羌活、独活、防风、藁本、防己、当归、连翘、黄芪、人参、甘草、苏木、泽泻、橘皮、桔梗。并且告诉元好问："你再把这汤药喝下，很快就会好起来的。"

听李东垣这么一说，元好问一颗悬着的心一下子放松了下来。

元好问傍晚喝下方药后不大多会儿，就趴在床上"呼呼"地睡着了，这些天来，他还从没有这么困过。

这一觉不知睡了多久，待他醒来时，已经日上三竿。他揉了揉眼睛，伸了伸懒腰，准备起床。

"哎！我脖子上的疮。"他突然想起来，赶紧用手去摸一摸，"呃，只有一点点大了。"

元好问项后的疮消去了八成，这效果确实来得快。可这个文学家，他善于想象，又怀疑起这个疮是不是真的就这么消下去了。

他请来李东垣，问道："我这个疮是小了好多，但它会不会窜到前面，再从喉咙的位置长出来？"

李东垣被他这么一问，真是哭笑不得，看了看他的疮，说："从现在起，不超过五天，至多七天，生疮的地方就要结痂，结痂后你就可以出门，想到哪里就到哪里。"

"真的？"

"我说的你还不信！"

这下元好问可以把心放到肚子里了吧。

可是，就在第三天的夜里，元好问做了一个梦，这个梦把元好问吓了个半死，可他又不好意思将梦里的事告诉别人，只觉得元神被索，梦境预示着死亡。

还好，这次李东垣主动看他来了。

李东垣知道元好问的病就要好了，可想到元好问这人，思维敏捷，善于想象，又不知会闹出什么笑话来。"元好问啊元好问，我可得想个法子来逗你几下子。"

元好问正犯着狐疑，一见李东垣来了，心想，这下可有救了。

李东垣一进门，就问元好问："我给你艾灸、用药后，你会有三个方面的改变，你为什么不告诉我呢？"

"啊！我怎么不知道？"

"这两三天，你是不是吃得很多。"

"你怎么知道的？"元好问惊讶。

"你原先脚膝酸软无力，现在走路有力气了吧！"

"是啊！"

"你昨天晚上睡觉，做了个春梦，是和哪家的姑娘在一起的，你可要老实交代啊！"

元好问眨了几下眼睛，心想："这个，我不能讲给你听。"

李东垣见元好问不愿意说，接着道："不要不好意思嘛，吃好睡足，养精蓄锐，偶尔做个这样的梦，也属正常，不至于伤害身体。"

"这个李明之，真是神了，发生在我身上的事情，他都能知道。"元好问感叹着，对那梦的恐怖想法也随即淡去。

原来元好问以为男子所泄之精伤及人身元气，尤其在病中梦见此事，疑为索命之兆，使他感到十分害怕。

95

元好问几乎丧生于庸医之手，从李东垣接手治疗起，仅十四天，他的疮疾就被治好了。

初发之疮灸而不痛，痛而后止其灸，服以药。这是名医反复强调的，李东垣知其然，而庸医不知，故记之以为医戒！

参考文献

明·朱橚《普济方·卷二百八十八·痈疽门》

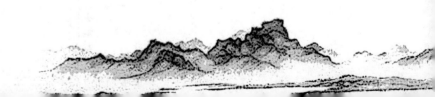

第二十五章 | **经痛妇遭冷侵复又受惊
李明之灸手足片刻除悸**

一天，一位 30 多岁的妇人在家人的陪同下，来找李东垣看病。

李东垣见这个妇女上身前躬，表情痛苦，待她坐定后，就问她："是不是小肚子痛？"

妇女回答道："大夫，我这几个月，一来月经就……"说着，她身体一抽，忙用一只手压了压肚子，接着说："就痛。"

"经期痛，还是经前痛？"

"经来之前，必先大痛一阵。"妇人说着，站起身来，跑到外面，吐了一些涎水。

吐出几口涎水后，妇人似乎感到轻松了些，又回到李东垣的案旁。

"吐啦？"李东垣问。

"没什么，就几口黏涎。"

"可不能小看这涎水，张开嘴，让我看看你的舌头……看看你这舌苔，寒湿之气这么重，能不呕水腹痛吗？ 那经期会不会加重？"

"经行后又吐水三日，疼痛加倍，到六七天月经停了才能止痛。"

"让我搭搭脉再说。"

李东垣凝神诊脉，这妇人的脉象是寸脉滑大而弦，关脉尺脉皆弦大而急，三处脉的强弱比较，尺小于关，关小于寸。

"所谓前大后小也。"

这时病人的家人又告诉李东垣，病人平素洗浴后，必用冷水浇淋全身，结果导致发病。李东垣不赞同地摇了摇头，他取出一张方笺，写下药方：香附、半夏、茯苓、黄芩、枳实、延胡索、牡丹皮、人参、当归、白术、桃仁、黄连、川楝、远志、甘草、肉桂、吴茱萸。

写毕，他将处方递给妇人，说："这是十五剂的药，要放进两蚬壳的姜汁，药要温服，服药后，泡泡热水澡，稍微发发汗，切不可坐卧在当风之处，手脚平时不要碰冷水，万不可服食生冷的食物。"

妇人按李东垣的交代，服完所开的药剂，自觉好转，李东垣要求她守方再服十五剂，妇人前后共服三十剂药，终获痊愈。

可是，未曾想到的是，半年以后，这妇人又来了。

李东垣看到妇人的样子，知道她的病又发作了。

"怎么！ 老毛病又犯了。"

"是啊！ 我这小腹作痛，还牵连着腰。都是那天夜里，我被一件事惊了一下，差点给吓死了，害得我现在还有小便淋痛，不时地感到心慌。"

李东垣听说是惊吓的，也未多问，心中有了计较。

"我看看你的舌头。"

妇人张开嘴巴，伸出了舌头。

李东垣点点头，又诊了她的脉。这妇人的脉象、舌象与上次治疗后没有太大的变化，看来病变只存于内脏，还没有通过经络反映到体表上来。

于是，他说："你这次的病为惊恐所累，主要影响心、肾两脏。要用艾灸的方法调理，以便于消除心悸，缓解腰部的疼痛。"

说着，李东垣就取出了艾绒，搓成艾炷，然后说道："来！ 将你的两只手伸开。"

妇人依言伸出双手。

"两手心向上，先握拳，手指屈向掌心，好！ 再伸开，平放在桌上。"李东垣让妇人先握拳，意在定取劳宫穴的位置。劳宫穴就在手掌心，当第2、3掌骨之间偏于第3掌骨，握拳屈指时中指尖的位置。

李东垣在妇人的劳宫穴上放好艾炷，用线香点燃。

就在艾炷快要燃完的时候，妇人突然叫了起来："哇！ 受不了了。"

李东垣没打算在妇人手上留下瘢痕，就赶紧清理掉她手上尚未燃完的艾

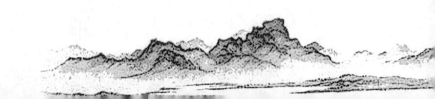

炷和艾灰，然后，再放上新的艾炷，继续施灸。

就这样，几壮灸下来，妇人感觉轻松了不少。

灸过劳宫后，李东垣又在妇人的少冲、三阴交、昆仑穴各灸了几壮。这时，妇人的心悸与疼痛有了明显的缓解。

灸毕，李东垣又为她开了桃仁承气汤，嘱其煎服。

妇人服了桃仁承气汤后，大泻了一阵。李东垣觉得攻伐得差不多了，就改用醋香附、醋蓬术、当归身、醋三棱、延胡索、醋大黄、醋青皮、青木香、茴香、滑石、木通、桃仁、乌药、甘草、砂仁、槟榔、苦楝、木香、吴茱萸等药物，并加入少量新取的湿牛膝和生姜片，吩咐病家用荷叶汤煎服。

妇人按照李东垣的医嘱，如法服用，未等药液服完，身体的诸多症状就慢慢消除了。她还是按照李东垣的吩咐，服完了所有的药。

这次之后，妇人的病再没有复发过。

劳宫、少冲两穴分别为心包经、心经的腧穴，当掌指部，三阴交为肝脾肾三经交会之处，李东垣取此三穴，意在安神除悸，调冲任，理肝肾；昆仑为足太阳经经穴，当足外踝后凹陷中，足太阳经行经腰部，取昆仑治疗腰痛为远端循经取穴方法。之所以应用灸法，是因为病妇的腹痛源于寒湿阴邪，当温通经脉以消除阴翳。所取经穴皆位于四末，乃其师张元素喜用五输穴的取穴风格。

参考文献

明·江瓘《名医类案》

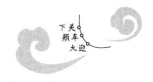

第二十六章 | 幼童遭惊吓发风痫抽缩
天益点艾绒炎两跻解痉

寺庙中，青烟缥缈，梵乐阵阵，木鱼声声。

大殿里，众僧双手合十，随乐音背诵着经文。一个青年正在接受剃度，将要成为一个正式的出家人。

就在这时，一个孩子从大殿的门前经过，他看见长老手拿香火，在一个人的头上烧灼，看到那人被烧的痛苦表情，又看到了殿内两侧耸立的样貌怪异的罗汉，和着乐声、木鱼声、诵经声，孩子感到异常惊恐，突然间，失去了控制，发了惊痫。

孩子倒在地上，头项强直，口吐白沫，两眼上吊，几无黑睛，喉咙中不时地发出"咕咕"的声响。

"这是谁家的孩子？"离大殿大门较近的一个和尚，发现了这个孩子，叫了起来。

"我的。"一中年男子急匆匆地赶了过来。

过了一会儿，孩子醒来，看到那中年男子，喊了声"爹！"，扑了过去。

这时，摩顶授记结束，一位长老从大殿里出来，看见了这个中年男子，双手合十道："是施主魏敬甫先生，阿弥陀佛！"

"阿弥陀佛！法师，这是我4岁的儿子，刚才发了惊痫。"

这时，殿中参加完仪式的僧人纷纷走了出来。孩子一见到他们就特别害怕，想起刚才看到的小和尚受戒的那一幕，他恐惧万分，惊痫再次发作。

长老用手指甲给孩子掐了掐人中，过了一会儿，孩子醒过神来。魏敬甫

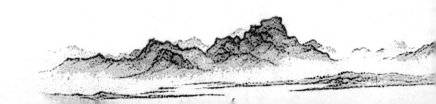

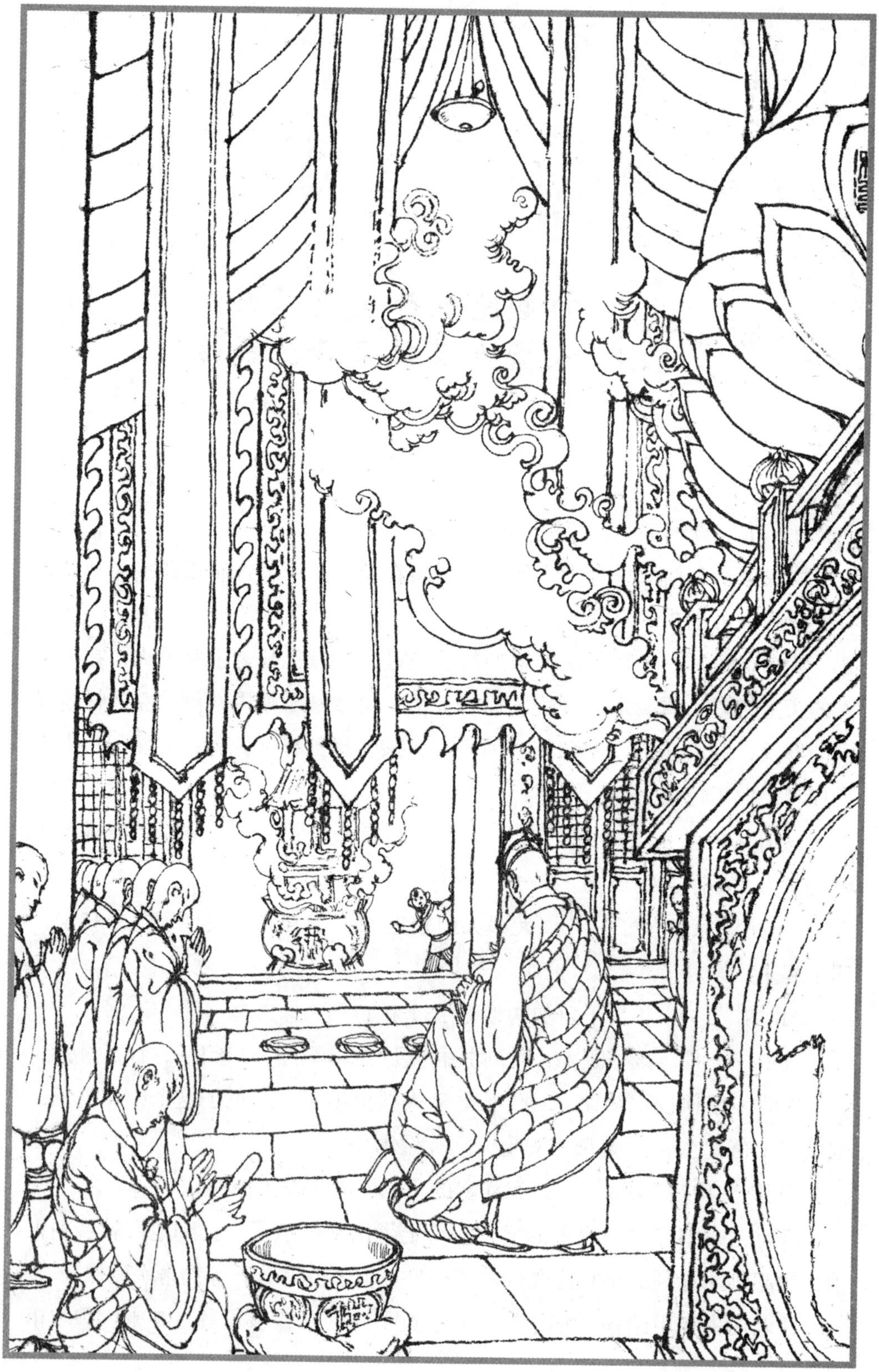

100

谢过长老，赶紧抱着孩子去看病。

四十多天过去了，孩子的病不但没有好转，而且，还生了些新的病症。

"还是找找罗天益吧！兴许他会有办法的。"有人好意提醒。

罗天益字谦甫，真定藁城人，乃李东垣最得意的门生。

"是啊！我怎么把他给忘了呢！"魏敬甫立即带着孩子去找罗天益。

罗天益为孩子诊查，发现他步态不稳、神思如痴，惊痫抽搐等症状还时有发生，不禁问道："这些天来，都在哪儿看过？"

魏敬甫回答道："孩子在寺庙发惊后，为了尽快给他治疗，就寻得距寺庙最近的一家医馆求治，哪知，这一治就是四十多天，不但没见好转，还变成现在这呆痴痴的样子。"

"都吃了哪些药？"罗天益问道。

"没吃完的药我带来了，你看。"魏敬甫掏出一个纸包，打开来，放到桌子上。

罗天益将纸包里的药拨拉开，一股香骚的气味窜了出来，那是麝香的味道，同时，还看到一些重镇之物，如朱砂、犀角、龙骨等。

罗天益将这几种重镇药拢到一起，问道："这些药一直在用？"

"是的，几乎每剂都有这几味药。"

"噢！我明白了。"

"怎么回事？"

"让我先诊下脉再说。"

诊毕，罗天益告诉魏敬甫："这孩子的脉沉弦而急。"

他接着道："《内经》上说，心脉满大，痫瘛筋挛；又肝脉小急，痫瘛筋挛。从你家孩子的病来说，就是小儿的血气尚未充足，小儿的神气还很弱，因而，稍不注意，引起惊恐，就会使得元神无所依。孩子的脉沉弦而急，说明惊恐扰动了肝脉。肝主筋，所以会出现惊痫，肢体抽缩，甚则角弓反张等现象。对于病久气弱的小儿，若用药不当，极容易损其不足。你看看这么多的镇坠寒凉药物，本来孩子的体质已经够弱的了，还一直用这些药，使得元神被进一步的损耗，也就出现了动作如痴的步态。"

"原来如此，那这药是断不能再吃了？"

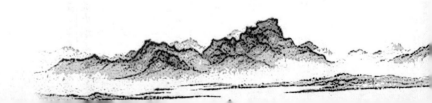

"是的，不可再服这类药了。"

"那怎么办呢？"

"应该先用灸，灸后再以药物调理。《内经》上说，暴挛痫眩，不能走路，取天柱穴。天柱穴为足太阳之脉气所发，阳跷附而行也。还说，癫痫瘛疭，不知所苦，两跷主之，男阳女阴。张洁古老人说过，白天发病，取阳跷的申脉，夜间发病，取阴跷的照海，先各灸二七壮。"

"这灸跷脉，按你说的，《内经》讲究男阳女阴，张洁古讲究昼阳夜阴。那到底是取阳跷，还是阴跷？"

"这就要综合分析了。你的孩子还小，天癸未至，性别特点还没能完全地表现出来，所以，我倾向于张洁古老人的说法，即白天发病，取阳跷的申脉，夜间发病，取阴跷的照海。"

为魏敬甫讲解清楚后，罗天益给他的孩子灸了阳跷的申脉，左右各二七一十四壮。灸后，罗天益又开出以沉香天麻汤为主的方药。

沉香、制川乌、去皮益智仁各二钱，炙甘草一钱半，姜屑一钱半，独活四钱，羌活五钱，天麻、制黑附子、制半夏、防风各三钱，当归一钱半。

魏敬甫按此方抓药煎煮，给孩子服了三剂后，孩子的惊痫就再也没有复发过。

参考文献

元·罗天益《卫生宝鉴》

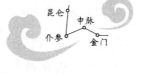

第二十七章

张安抚得中风半身失用
罗谦甫愈偏废针灸并行

元中统元年（1260）四月的一天，顺德府安抚张耘夫府内，罗天益拿出针包，准备给张安抚针灸。

罗天益从针包里取出锋针，朝着张安抚手指的指端刺去。

"哇！出血了。"张安抚嚷道。

"是啊！十二个井穴最好要刺出血，你的病是由于血气阻滞不畅引起的，所谓'菀陈则出之'，刺血不仅能开窍通闭、治中风之昏仆，而且刺血能泻其经络之实、去血络之瘀，治中风半身不遂、言语謇涩等症。"

说罢，罗天益在他手上余下的十一个井穴——刺了下去。

刺毕，罗天益说，"今天的治疗就到这里，下次来我再给你加上艾灸。"

这张安抚到底怎么了，让罗天益又是针又是灸。

原来张安抚在四五个月之前，即上年闰十一月月初突发中风，中风之后，又复感风邪，本属阳明经大黄承气汤证，可由于他胸膈痞满，肝脾不和，先前请过的几个医生没有一个敢用的，治了几个月也没有什么效果。后来张安抚的家人请来了罗天益。

经过罗天益的诊查治疗，张安抚的病情有所好转，大便秘结、难以安睡，以及眼涩喉痹诸症都逐渐消除了，胸膈痞满，肝脾不和的一些症状也得到了改善。

中风急性期过后，本该集中精力治疗遗留下来的一些症状，由于复感风邪，加上医生误治，延误了最佳的治疗时机，等到这中风之外的病症都

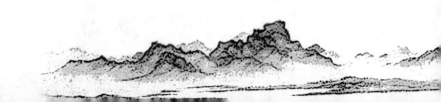

解决掉之后，中风发病已经接近五个月了。

　　"身体调理得差不多了，该抓紧时间治疗你的后遗症了。"罗天益对张安抚说。

　　"后遗症？"

　　"对！后遗症，就是你中风后出现的半身不遂，肢体偏枯。"

　　张安抚初病时，右肩臂膊酸痛，不能举动，也无法持物，同时表虚自汗，肌肉瘦削，不能正卧，正卧则右肩臂膊痛得厉害，因此，他睡觉时多是左侧卧位。

　　"还要用什么药？"张安抚问道。

　　"这个时候药物的作用都很有限了，必须配合针灸才能舒展你的筋脉。"罗天益回答道，"经常半身出汗，就有可能使人半身不遂。《内经》上说，虚实疑似的病，要根据经脉的盛衰，采取疏通的疗法。又说，若病邪久留不去，形体消瘦，针刺的时候，就应当减量而行，使经络通畅调和，血气得以平复。还说，陷下者灸之，你的病正是阳气下陷入于阴分所致，适合用灸法。你这肩膊时痛，不能运动，以火导引，火性趋上，能引阳气上行，能够温补，这一类的病证都可以用灸刺来进行治疗。"

　　"好！那就针灸吧。"

　　四月十二日，罗天益在张安抚的右侧肩井穴针刺，针刺后续而施灸，灸了十四壮。

　　灸后，罗天益对张安抚说："灸后的效果如何，就看你发不发灸疮了。不过我觉得，经过前一段时间的调理，你机体的正气已有所恢复，而且，天气也已转暖，因此，这次灸后发灸疮的可能还是很大的。"

　　灸后的结果，果如罗天益所云，张安抚不仅发了灸疮，而且，身体枯瘦的地方肌肉一天天增长，汗出得少了，肩臂也微感有力。

　　至五月初八，罗天益再次为张安抚灸肩井，灸完肩井，他又捻上艾炷放到张安抚的肘横纹处。

　　张安抚有些不解，问道："还要灸此处吗？"

　　罗天益道："这是为了引气下行，以便与正气相接，正气充实上来，你的臂膀才能活动起来。"

　　罗天益于张安抚两侧肘横纹的尺泽穴各灸二十八壮。

灸火烟云
奇针妙灸皆故事

第二天张安抚感到臂膊又添气力，而且还能摇动臂膀了。

罗天益见张安抚病情大有好转，说："现在正值仲夏，暑热渐至，我给你开几剂清肺饮子以补肺气，养脾胃，定心气。"张安抚赶忙让人去按方抓药。

刺灸一个月，张安抚的偏枯几近痊愈，他不禁叹道："真没想到针灸会有这么大的作用！"

"是啊！针灸就是这么神奇，我治病时，会尽可能加上针灸，以提高治疗的效果。要知道，我也曾经中风过，靠的就是自灸，自己给自己施灸，才没有让病情发展下去。"

"有一年，我在五月份突发口眼歪斜，于是立即自灸百会、风池、颊车这三个穴位，没多久口眼歪斜的症状就给纠正过来了。当时右手足感觉麻木无力，我又灸了百会、发际、肩井、尺泽等七个穴位，后来手就不麻了。两个月后，有一次我突然发病，感到胸膈满闷、气机不畅、痰涎上涌，话都有点说不出来，那感觉如同堕入水中，让人魂飞魄散，好像顷刻间就要毙命了。当时，我强迫自己，硬撑着灸了百会、风池等，还有左右颊车，终于缓上来一口气，随后口吐半碗涎痰，胸口也就一下子宽松了许多。我卧床休息了半个多月，并且坚持灸疗，所有的病症都消除了。自那以后，凡是感觉到身体有些不对劲，我就立即灸百会、风池等穴，没有不应验的。"

"看来这艾灸真是保命之法啊！"

参考文献

元·罗天益《卫生宝鉴》

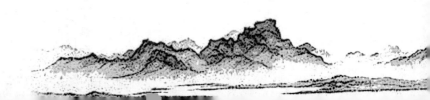

第二十八章 | 为儿郎奥屯周卿求诊视
补虚损真定罗氏灸中脘

有这样一首元曲，歌曰：

西湖烟水茫茫，百顷风潭，十里荷香。

宜雨宜晴，宜西施淡抹浓妆。

尾尾相衔画舫，尽欢声无日不笙簧。

春暖花香，岁稔时康。

真乃上有天堂，下有苏杭。

这支《咏西湖》的小曲，采用《双调·蟾宫曲（折桂令）》的曲牌写成，融合了前人的诗词名句、时俗谚语，描绘了元初杭州西湖碧波荡漾、荷花飘香、晴阴皆美的自然风光，令人神往。同时在曲作家笔下"天堂"一般的自然景观中又有游船、笙乐等人的活动，一派天顺民昌的盛世之景和繁华的气象，表现出曲作家愉悦的心境。这首作品在历代众多吟咏西湖风光的诗词曲赋中，也不失为上乘之作。

你可不要以为这首曲子为江南才子所写，它是罗天益的好友，女真族人奥屯周卿所作。

奥屯周卿，又作奥敦周卿，元初散曲家，至元六年（1269），为怀孟路总管府判官，后历任官侍御史、河北河南道提刑按察司金事等。

至元十五年（1278），奥屯周卿任江东建康道提刑按察司按察副使时，他年方23岁的儿子因发热起病，随后，出现了盗汗、不思饮食、倦怠等症，从三月起，拖延约半年未见改观。

奥屯周卿的儿子中途也曾有所好转，奥屯周卿以为病将痊愈，就放松下来，哪知，没过多久病又复发，就这样断断续续的，延误了治疗。

"不能再拖下去了。"奥屯周卿决定请罗天益上门来给他的儿子诊病。

罗天益来到奥屯周卿的家里，看到这年轻人面色不华、肌肉消瘦，遂问道："你的睡眠如何？ 常出汗吗？"

患者回答道："我感觉四肢困倦，老想睡觉，常常在夜间出汗。"

罗天益又问："胃口如何？"

"腹中经常'咕咕'地叫，口中乏味，一点都不想吃饭，也不想饮水，而且懒得言语。"

"大便呢？"

"大便稀薄。"

罗天益为其切脉，诊得脉浮数，按之无力，便说道："王叔和浮脉歌云，'脏中积冷荣中热，欲得生精要补虚'。"

奥屯周卿问道："该以何种方法补虚生精？"

"脉浮盗汗，荣卫不充，先灸胃之中脘，引清气上行，以肥腠理；次灸脐下元气生发之所在的气海，以滋养百脉，生养肌肉。"

"中脘、气海，兼顾了先后天之精气。"奥屯周卿懂得些医理。

"还有，再灸胃之合穴三里，以助胃气，为的是撤去上热以使其下走阴分。"

"先生考虑得真是周全，只是这样灸治起来太费时了吧！"

"这是最合理的治疗方法，灸治后还需药物调理。你我不是外人，就不要犹豫了，你让他躺好，我这就给他用灸。"

说罢，罗天益搓好艾炷，放在患者的胃脘穴上，点燃灸了起来。

灸过胃脘灸脐下，最后，再灸双膝下的足三里穴。

"好了！ 今天就灸到这里，你可以起来了，现在感觉怎么样？"罗天益问患者。

奥屯周卿的儿子从床上下来，深吸了一口气，说道："好舒服啊，我感到有精神了。"

"这种好转的感觉只是临时的，短暂的，真正的好转还需要长期耐心地

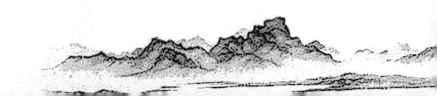

治疗与养护。"罗天益交代道。

"我知道我的病症，有这个思想准备，一切都听您的。"

"好！我再给你开个处方，方药中以甘寒的药物泻热，同时佐以甘温之品，以养中气。"罗天益说完，提笔写好了处方。

奥屯周卿接过药方，郑重道："多谢了！"

罗天益笑了笑，说："不必客气，我还有话要对他说，就是养病调理的事，可以吃些粳米、羊肉之类的食品，固其胃气，注意少说话，话多伤气，饮食要节制，因为脾胃还很虚弱，还有，要避免情绪的激动，不能生气，还得禁止房事。"

奥屯周卿的儿子——应了下来。

奥屯周卿儿子的病，在罗天益的治疗与家人的悉心照料下，一天天减轻，几个月后，就完全康复了。

他躯体四肢的肌肉也日益见长，两年后恢复如初。

参考文献
元·罗天益《卫生宝鉴》

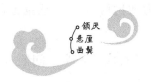

第二十九章 史公子寒凝便血身体衰
罗天益温中散结药炙愈

　　真定总管史侯的儿子发病十多天了，他躺在床上，翻来覆去的，烦躁不安。

　　至元十八年（1281）秋，史总管的儿子到乡下收租，佃人置酒予以款待，史公子端起酒，感觉酒中散发出一股酸酸的气味，本不想饮，但是碍于情面，还是喝下了几杯。这几杯酒下肚后不大多会儿，他的肚子就开始疼了，第二天，转为泄泻，一天十几次，就这样连续拉了十天。

　　十天后，史公子便后见血，并且，腹中不停地鸣叫，疼痛不止。史家请来医生为他治疗，医生认为他的便血应该属热证，给他开了芍药柏皮丸，他服食后，没有任何好转的迹象。

　　史公子本来身体就比较瘦弱，一下子泻了十几天，加之他没有胃口，不想吃饭，即使吃下一点东西，也马上要呕吐反酸，这就使他迅速地衰弱下来。

　　这天，史总管与他的同僚在一起，说起他儿子的病迟迟没有好转的事。

　　同僚说："你为什么不去找罗天益？ 他是李东垣的高徒，治脾胃病很是高明。"

　　"这个，我也知道。不过，儿子发病时，罗天益不在真定，情急之下，我只有请别的医生看了。"

　　"既然孩子的病没多大转机，还是找罗天益看吧！ 他现在在真定。"

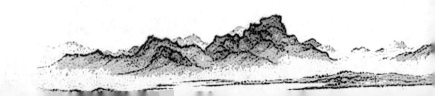

"好吧！"

罗天益来到了史总管的家里，看到总管的儿子面色发青，心中已经明白了几分。在为他把脉时，又感到他的手有些凉，而且脉象弦细微迟，一派寒象。

罗天益看了看他的舌头，问他："口干吗？"

他点了点头。

"想喝水吗？"

"不想喝水，特别不能碰冷的食品。"

"想吐吗？"

"说不上想吐，只是稍微吃点东西后不久，就嗳气泛酸。"

"解开你的上衣，我看看你的脘腹。"

史公子解开衣扣，罗天益用手轻轻触压他的上腹，硬邦邦的。

"心下有痞块，寒气凝滞，不得宣泄，是为阴结之证。"

"不是热证呀，那芍药柏皮丸……"

"芍药柏皮丸适用于便血热证，不能用在你的身上，现在必须改用其他药。你是阴结便血，宜温中散寒，除湿和胃，你就先吃几剂平胃地榆汤吧！"

罗天益说着，迅速地写下了方子：

苍术一钱，升麻一钱，炮黑附子一钱，地榆七分，陈皮、厚朴、白术、干姜、白茯苓、葛根各半钱，炙甘草、益智仁、人参、当归、神曲、炒白芍药各三分。

写完，罗天益交代道："每剂另加生姜三片，枣子两个，加水煎煮，去滓滤出，空腹时温服。"

史公子服了几剂药之后，病情就减轻了不少。

罗天益看病情有所好转，就说："要想好得彻底，除了服药，还需要灸法来调理。愿意接受灸疗吗？"

史总管父子同意了。罗天益着手给史公子施用灸法。他在史公子的脘腹正中线上度量出两个穴位，一个在胃脘的中部，一个在脐下两横指的位置。

接着，罗天益拿出艾绒，搓成两个艾炷，放在他所选定的穴位上，然后将艾炷点燃。他对史总管说道："贵公子的病变目前以脾胃寒气凝滞为主，

奇针妙灸皆故事

灸火烟云

这胃脘正中的中脘穴乃胃之募穴，是胃腑精气汇聚之处；脐下边的这个是气海穴，气海气海，生气之海，先后天精气生发之处。艾灸中脘、气海，为的是温补脾胃，升提阳气。"

中脘、气海两穴灸过三壮之后，总管问他儿子："还痛吗？"

史公子道："好多了，不那么厉害了。"

罗天益换上艾炷，说："艾灸温运阳气的作用，是针刺难以替代的，该用针时用针，针所不为时必须用灸。"

罗天益为史公子续灸了几壮艾炷，灸后说道："这个病，不是一时半时就能恢复好的，我再给他开点药。"

罗天益让史公子吃还少丹，说："这药吃完后，我再来继续给你灸。"

后来，罗天益又为史公子灸了足三里，并告诉他："若要安，三里常不干，这足三里不但能治病，而且是防病保健的要穴，以后你也可以在家自灸这个穴位。"

就这样，经过罗天益一段时间的细心调理，史公子终于康复了。

罗天益师从李东垣学医十余年，他继承了李东垣的脾胃学说，结合自己的临床经验及心得体会，写出《内经类编》和《卫生宝鉴》。从《卫生宝鉴》记载的有关针灸疗法的医案可以看出，罗天益以灸法治病，取穴时侧重于中脘、气海、足三里三穴，灸此三穴的意义在于调理脾胃，培补元气。

参考文献

元·罗天益《卫生宝鉴》

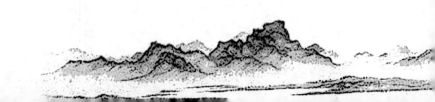

第三十章

男子发劳瘵咯血病难愈
震亨用倒仓灸补体增强

一位壮年男子，咳嗽咯血，长期低热，肌肉瘦削，明显患了瘵症，医生给他用了好几年补药，不但一点效果都没有，还加重了他的病情。

该男子性情外露，好色而易怒，后来，当地的医生知道他经过了多年的治疗而没有什么起色，于是，都望而却步，不肯再接手诊治。

病家几经辗转，最终找到了朱丹溪。

朱丹溪，字彦修，名震亨，婺州人，元代至元十八年（1281）十一月生于义乌赤岸村，赤岸村后来改名为丹溪村，因此，人们习惯于尊称他为丹溪先生。

朱丹溪自幼好学，读书能过目成诵日记千言。他性格豪迈，见义勇为。元大德四年（1300），朱丹溪年满20岁，时任义乌双林乡蜀山里里正。他刚正不阿，敢于抗拒官府的苛捐杂税，因而深得民众的拥护，连官府都忌他三分。

30岁时，朱丹溪的母亲患病，请了好多医生治病却治不好，因此，他立志学医，日夜攻读，刻苦钻研《素问》等书。经过5年的勤奋苦学，竟然真的治好了母亲的病，也为他日后走上医学之路打下良好的基础。

当时，朱丹溪已经36岁，怀着对知识的强烈渴望，他来到东阳，向许谦学习理学。4年之后，他成为许谦的得意门生。

延祐元年（1314）八月，朝廷恢复了科举制度。朱丹溪参加了两次科举考试，但是，都没有能考中。

　　一天，许谦重病卧床，朱丹溪去看他的老师，许谦对朱丹溪说："我病的日子够久的了，一般的医生医道不精，他们治不好我的病，我看你聪明异常，不知你愿不愿意研习医理，成为一个高明的医生？"

　　朱丹溪粗学过医术，听了许谦的话，又使他想到五年前给母亲治病的情景。他觉得老师所说的话还是蛮有道理的，就叹道："要想使仁德恩泽远播于四方，看来还只有学医济人这条路。"于是，他决意放弃功名，专心致力于医学，此时的他，已经40岁了。

　　从此，丹溪一心扑在医学上，过了两年，在他42岁的时候，治愈了许谦多年的顽疾。

　　泰定二年（1325），朱丹溪45岁时，为了寻得高明的老师，他千里迢迢，辗转于吴中（今江苏苏州）、宛陵（今安徽宣城）、上南徐（今江苏镇江）、建业（今南京）等地，却始终没能找到一位合适的老师。就在他徘徊不前的时候，有人告诉他，说杭州的罗知悌医术高明，学问精湛，得金刘完素之学，是刘完素的二传弟子，他旁参张从正、李东垣两家之说，曾侍疾于宋理宗。

　　朱丹溪听说后，就不顾夏日的炎热，日夜兼程，急忙赶到杭州求教。

　　没想到罗知悌性情傲慢，朱丹溪先后十次求见，他都置之不理，不予接见，可这一切都未能动摇朱丹溪，不管是日头高照，还是风吹雨打，他都静立在门外，等着罗知悌。

　　后来，连罗知悌的邻居都被朱丹溪感动，对罗知悌说："来求师的这个人是朱彦修，你看他这样执着，如果你还不见他，失去这么好的生徒，你可是会后悔的。"

　　罗知悌听了友邻的这一番话之后，想想觉得有理，就打开了门，接待了朱丹溪。两人一见如故，像老朋友重逢一样，畅谈起来。

　　罗知悌收徒后，对朱丹溪既有理论的传授，又有实践的教诲，使朱丹溪的医术有了长足的进步。

　　一年半后，罗知悌去世。朱丹溪安葬了老师后回到义乌老家。

　　朱丹溪在义乌济世救人，为百姓治病，仅仅几年工夫，就"声誉顿著"。

　　朱丹溪博采众长，在前人的基础上，创立了阴虚相火的病机学说，提出

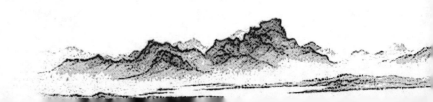

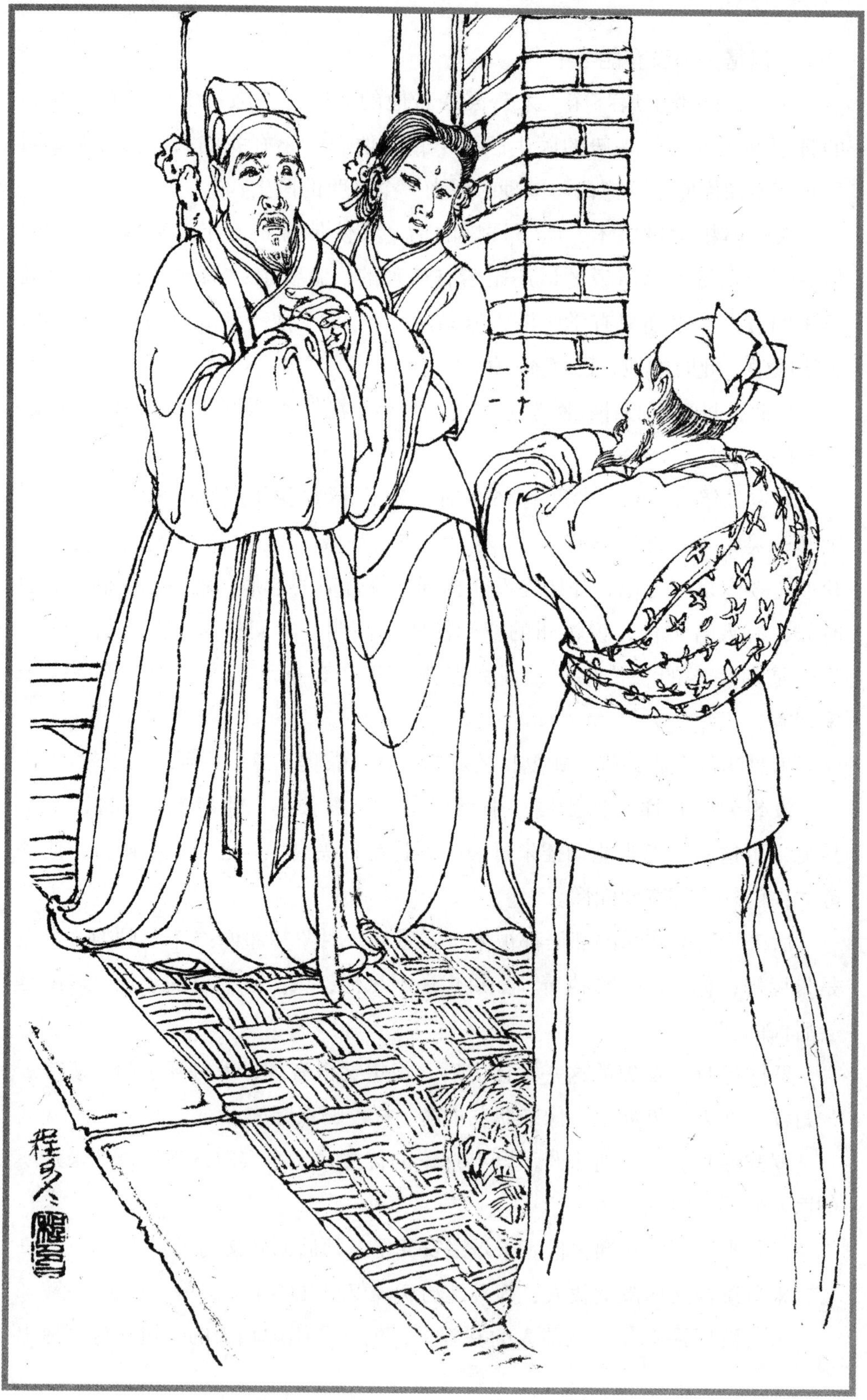

"阳常有余，阴常不足"的观点。他善用滋阴降火的药物，为"滋阴派"的代表人物。

朱丹溪倡导的滋阴学说，对中医学贡献卓著，后人将他和刘完素、张从正、李东垣一起，誉为"金元四大医家"。

朱丹溪对针灸的运用也颇具特点。他临床以艾灸为主，而且在灸治热症方面有着深刻独到的见解。朱丹溪说："灸法有补火泻火之分：若补火，艾燃至肉；若泻火，不要至肉，便扫除之。"

话说回来，朱丹溪为那壮年男子诊脉，出现脉行艰涩，便说："劳瘵耗伤精气严重，千万不可再行房事，不知道你可有节制？"

"这个……"男子有些结舌，他本来就花心好色，难道这种事情也能诊察出来。他说："不知怎的，近来这般消瘦，可是，对那种事的欲望还是非常强烈。"

"也就是说，你克制不了了。"

"是！ 我也不知道是怎么搞的。"

"你的虚瘵，就是因为房劳所伤，加上你易怒，如不注意，再好的医生也难治好你的毛病。" 115

"这，这……"听朱丹溪这么一说，男子心慌了，不知如何是好。

"要想治好这个病，你必须答应我两个条件。"

"好！ 我答应，你说。"

"第一，病好之前，坚决杜绝房事。"

"是。"

"第二，你的病到现在这个状况是由于你自身的原因，还有前一段时间的误治，使得病情愈来愈重，愈来愈不好治。如今要想有所转机，我必须要给你采用一种特殊的治疗方法，这种方法可能有些痛苦，不知你能不能接受。"

"你为了我好，我还有什么好说的。没关系，我能挺得住。"

"那就好，你可要听好，由于你好色多怒，精气过多地损耗，加上补塞药用的又多，这就造成你机体营卫不行，气血内积，肺气壅塞。治肺壅像你这样非得催吐不可，精血耗伤如你这般也非得用补不可。"

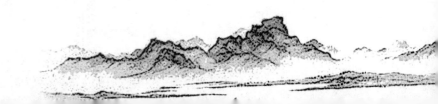

"即要吐，又要补？"

"对！吐，就是用催吐药，让你的胃翻个个，把胃中的内容物吐个净，这种方法又叫作倒仓法，施行起来，病人觉得很难受。"虽说朱丹溪师从罗知悌，可金元名家之长，他也一并兼收，这倒仓法，就源自张子和的吐法。

"那补又怎么补呢？"

"用灸法。"

"为什么不用药补？"

"你的病是由于肾亏损于下，水火不济则虚火上炎所致。肺气壅遏于上，则荣卫不行，瘀血内结，咳嗽久而不愈。如若以药补治疗，就有可能使得肺气愈加壅塞；若泻之，则肾精将更加亏损。你的病治疗起来颇为棘手，也就是说，既不宜药泻，又不宜药补。"

朱丹溪接着补充道："既然不宜药泻，那我们就改用催吐法先泻其实，不宜药补，我们用灸法以补其虚。"

这男子接受了朱丹溪的治疗方案，先以倒仓法催吐。果如男子所言，治疗期间，没怎么叫苦，倒像是个人物。

"好了，现在可以施灸了。"倒仓结束后，朱丹溪在他第三胸椎棘突下，两旁旁开各一寸半处，也就是肺俞穴处施以艾灸。

灸后，朱丹溪交代他做好灸疮的防护。

后来，朱丹溪又给这个男子艾灸了肺俞，共计五次，男子的虚痨症状逐一除去。

一个拖延了好几年的虚痨，就这样通过朱丹溪仅仅几次的治疗，治愈了。

朱丹溪对男子说："你已经清楚地知道，你的病是怎样产生的，如果不是后来你摄生自爱，那是不可能截断病源的。"

男子谢道："大师之教导，我当牢记，大师之恩典，我永生难忘！"

朱丹溪善用灸法治热证。曾经有一位中年人，患脑漏，右鼻孔流出的浓鼻涕，奇臭无比，无人愿意接诊。可朱丹溪并没有被这恶心的臭气熏跑，他为这个患者诊病，见其两脉弦小，右寸滑，左寸涩。他认为这是痰郁火热的证候，为患者灸了上星、三里、合谷等穴，另外，开出酒芩、苍术、半夏、

灸火烟云
奇针妙灸皆故事

辛夷、川芎、白芷、石膏、人参、葛根等药。患者经过灸治并服了上药七剂之后即告痊愈。

参考文献

清·柯劭忞《新元史列传第一百三十九朱震亨传》、明·江瓘《名医类案》、清·魏之琇《续名医类案》

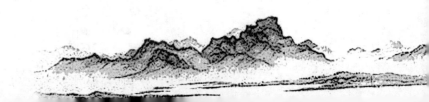

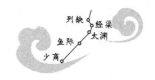

第三十一章 | 肠辟阳脱患者突然昏厥
扶正固本丹溪急灸气海

一天傍晚，朱丹溪在邻县浦江巡诊时，突然，有人跑了过来，气喘吁吁地说："先生，快请帮帮忙，我家里人忽然昏倒在地，神志不清。"

"是怎么回事？"朱丹溪赶紧问。

"他拉了几天的痢疾，刚才又拉了一次，不多会儿就昏倒了。"

朱丹溪收拾了一下，对来人说："快！带我看看去。"

患者是郑义士，平素身体尚好，较少生病，可这年夏秋之际，患上了痢疾，一天数次至十数次的如厕，傍晚忽然昏倒在地。

朱丹溪赶到郑家时，只见郑义士大汗淋漓，双眼上吊，裤子也由于小便失禁，湿透了。

朱丹溪为他诊脉，诊得脉大无比，就对家属说："这是阴虚阳脱突然发作的疾病，是由于病后饮酒且行房事而导致的。"

"那可怎么办呀！"家属听说是脱证，恐有性命之忧，急得不知如何是好。

"不要着急，有救的。你抓紧时间给他熬制人参膏，我在这里给他施灸。"朱丹溪说完，又交代病家如何熬制人参膏，最后又说："他现在没什么知觉，你熬药熬得稀点，以便于他服用。"

家属按照朱丹溪的叮嘱熬制人参膏去了。朱丹溪则在郑义士身上选取气海穴，拿出艾绒，搓成艾炷，置于穴上，燃艾施灸。一顿饭不到的工夫，郑义士的手动了起来，又过了一会儿，嘴角也动了起来。

灸火烟云

奇针妙灸皆故事

"呀！　能动了，能动了。"家属看见郑义士手动了，嘴也动了，甚感惊奇。

"我给他灸的是回阳固脱的气海穴，虚脱的病人宜灸气海、丹田这样壮阳的穴位。"

"先生，人参膏熬好了。"

"你试试，还烫不烫。"

家属用调羹舀了点，放到嘴边试了试，说："不太烫了，正好下咽。"

"那你就一点一点地喂给他吧！"

朱丹溪停止了灸治，家属将人参膏一点点地喂给郑义士，说来奇怪，郑义士竟然很顺利地吞服了下去。

就这样喂一会儿，歇一歇，如此这般，在喂食第三次的时候，郑义士睁开了双眼。

朱丹溪见郑义士清醒了，就交代家属："你再熬上几斤人参膏，稠一点也没有关系，每天给他服上几调羹。"

家属如此做了，之后的一段时日，郑义士服完了数斤人参膏，病就痊愈了。

这是朱丹溪治愈痢后阳脱的真实案例。痢疾过后有可能会产生不同的痢后病，下面的故事，是朱丹溪诊治的另一个有关痢疾的病例。

"好痛呀！"

朱丹溪听到叫声，急忙走到门口，看见门外不远处有一个孩子。

"怎么回事？"朱丹溪问。

"他们是到这里来看病的，走着走着，那孩子突然蹲下来，叫了起来。"门人回答道。

"快把他们请进来吧！"朱丹溪说。

不一会儿，那孩子在他父亲的带领下，走进门来。

"孩子为何如此哀号？"朱丹溪问道。

"这孩子原先得过痢疾，开始泻的是脓血，之后就是一点一点的血。找医生开了些药，服药后就不泻了。"

"然后呢？"

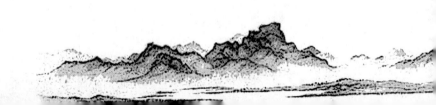

"后来就再也没有泻痢，不过，打那以后就落下了这个病，不知道什么时候这骨节就痛了起来，而且痛得特别厉害。"

"当时服的是什么药？"

"说是止泻的药。"

"泻痢是被止住了，可是恶血却入于经络，演化成痢后痛风。"

"痛风？"

"是痛风，治疗血痢当清热解毒或加以活血凉血之药，使肠内的湿热之邪与恶血得以清除，可是，孩子的痢疾是通过止泻药的止泻作用止住的。涩药虽止泻取效，但由于恶血未尽，入于经络，留滞隧道，所以会导致剧烈的疼痛。"

"那该怎么办？"

"仍以当初痢疾该用的治疗法则，以清利湿热、活血化瘀的方药为主。不过，这活血的药分量要加重些，治疗的周期也相应地要长一些，你们要有个思想准备。"

说完，朱丹溪开出了四物汤，加桃仁、红花、牛膝、黄芩、陈皮、生甘草，并告诉这父子俩，煎药的时候加入生姜汁。朱丹溪又配制了以黄柏为主药的潜行散，交代他们用的时候加入少量酒液饮服。

孩子的父亲依朱丹溪的嘱咐，前前后后共给孩子服了几十剂药。朱丹溪又采用了针刺的方法，用锋针在孩子的委中穴放血，泻出了不少黑血后，病孩就不再叫痛了。

参考文献

明·高武《针灸聚英》、明·江瓘《名医类案》

灸火烟云

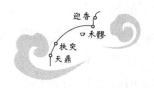

第三十二章 | **病妇恕积多时发痫腹痛**
丹溪肝脾并治艾灸鬼哭

一妇人躺在床上，两眼上吊，口吐涎沫，喉咙里还呼隆隆作响。一阵发作过后，刚平静不一会儿，她又"啊！啊！"叫了起来。

家人看到她额头上豆大的汗珠滚滚直下，手指不时地指向心窝。

"怎么了？心口痛吗？"家人问道。

"感觉……一股气……冲了上来，好痛啊！"妇人脘腹胀痛，气上冲心，在床上翻滚得更厉害了，两只手还在不停抽动。

几个人在她的身旁按住她，唯恐她跌落下来。

朱丹溪走到床前，手搭着妇人的寸口，说道："她这是痫症，在她发病之前，有什么异常的表现？"

家人道："发病前是有些不愉快的事情，使她积怒在心，整日饮酒，以此麻痹自己，试图忘却心中的不快。"

"痫症、腹痛交作，因积怒太久，偏嗜酒液而引起。怒伤肝，肝木偏亢，就影响了气血的平衡调摄，致血少而气独行，肝木亢盛要克制脾土，脾受刑，就会使酒痰蕴积，脾胃为肝气所侮，于是就产生了疼痛。而酒性喜动，出入升降，入内会使人疼痛，出外就有可能使人发痫。"

"那可如何是好？"

"我先开点药，这些药是理气化痰用的，你们抓好药可要抓紧时间给她煎服。"朱丹溪一边说，一边写下了药方。

"不过，"朱丹溪接着说，"现在正是酒性入内之时，当乘痛时急灸肝、

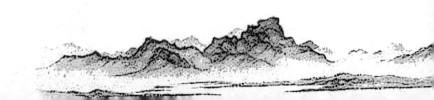

脾的有关穴位。"

说完，朱丹溪搓好几枚艾炷，先放置一枚于妇人上腹中央的中脘穴上，点燃艾炷，灸了起来。

一壮燃完，朱丹溪又续上一壮，继续施灸，中脘灸毕，又选取脚上的大敦、行间两穴，接着灸下去。

这样灸药并用治疗了一段时间，妇人的病看似好转了，却时有反复。

复诊后，朱丹溪对病者家人道："前些时候，给她用的竹沥、姜汁、参术膏等药甚多，这回要间断地配以陈皮、芍药、甘草、川芎，调膏与竹沥服用。"

拟好方子，他又说："来！让她躺好，我还得给她艾灸。"

朱丹溪这次给妇人换了三个穴位，中脘换成稍向上两寸的巨阙，大敦、行间换成了太冲、然谷。

灸完这几个穴后，朱丹溪将妇人的两手手掌并拢，告诉身旁的家属："来托住她的两手，就保持住这个样子。"

家人过来，接住了妇人的两手。朱丹溪腾出手来，拿出一根线绳，在妇人的两个大拇指的指关节附近缠了起来。

缠好妇人的两拇指后，朱丹溪在两拇指相并的指缝处放上艾炷，点火施灸。

朱丹溪说："我灸的这个穴，是南朝刘宋医家秦承祖的经验穴，叫鬼哭穴，这种治疗方法也叫作秦承祖灸鬼法，是专门用来灸治疯癫、风痫之类神志病的。灸这个穴，要烧到两甲角后的皮肉之处，烧不到位就不会有效。"

灸着灸着，病妇叫了起来，满嘴说的就像鬼怪怒骂行巫术者之类的怪异话语。丹溪对其家人说："这是病邪乘虚而入，有时会出现这种情况，不必紧张惊恐。"

到了第三次再诊时，病妇已趋于平和。朱丹溪在前药的基础上，又佐以荆、沥之类以防痰生，并再次灸鬼哭穴。余下诸症经调理而痊愈。

参考文献

明·高武《针灸聚英》

奇针妙灸皆故事
灸火烟云

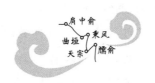

第三十三章　考古今滑寿发挥十四经
参舌脉伯仁炙愈寒疝女

江南的一家医馆内，医者在为一个女性患者做完诊疗后，对其家人说："还好，治疗得比较及时，不会有多大的问题，你们放心吧！"

病人家属紧张的情绪顿时放松了下来，忙不迭地说："多谢您妙手回春。"

病家走后，徒弟问医者："师父，先前那个女病人，也是在这个伏天得的痢疾，你断言她没办法治了，而今天这个得痢疾的女病人，怎么就可以救治了呢？"

医者回答道："这是因为她们两个虽然在同一个季节发病，又患的是同一种病，但是，由于她们两人体质状态的不同，疾病在她们两人身上的转归就有所不同。你们看先来的那个，大热喘闷，小便闭塞，脉鼓急，说明那个病人已危不可治；而后来者则是微热、小便通利，脉洪大而虚软，说明她的气机还是畅通的，所以会有两种不同的结果。"

"这可治者如何治？"

"马上用下法，观察病情变化后再酌情用苦坚之剂。"

几天之后，这两个痢疾患者，果然一死一愈。

这个在当时名重一时，被病者称为"以得其一言定死生为无憾"的医者，便是大名鼎鼎的元代医学家滑寿。

滑寿，字伯仁，自号樱宁生，许州襄城（今河南许昌县）人。祖父在南

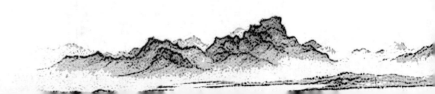

方为官，因而他主要生活在江浙一带。他曾跟随王居中、高洞阳学医。

滑寿拜王居中为师后，对《内经》《难经》作过深入的研究，深得要旨。他在学习过程中感到，《素问》《难经》中的论述虽然详尽、深奥，但原书结构层次上欠分明，文字上也有个别缺漏之处。于是，他询问王居中，能不能将原书的内容加以分类注释，以便于阅读理解，王居中表示支持。滑寿就根据读书的体会著述了《难经本义》《读素问钞》等书。

滑寿还根据研习古书的心得和诊治病人的经验，撰写了《诊家枢要》一书。此书仅一卷，为脉学著作，开头论述脉象大旨及辨脉法，有很多独到的见解，接着阐析浮沉迟数等29种脉象及其主病，最后讲述妇人及小儿脉法。

滑寿治学严谨，博览群书，他不仅精通内科疾病的诊治，而且拜东平（今山东东平县）高洞阳为师学习针灸。滑寿针术高明，曾经用针灸治疗难产等多种病证。他对经络理论很有研究，著有《十四经发挥》，共三卷，考订腧穴657个，详加训释，有所发挥；并重视脉的分部及其与脏腑的关系；强调奇经八脉中任督二脉的重要性，提出任督二脉与十二经并称十四经的学说。此书为滑寿一生中之代表著作。

《十四经发挥》一书循经列穴，倡十四经之说，是滑寿的主要学术思想和成就，书中纠正了《圣济总录》中足少阳经、足阳明经在头面部的某些穴位的误差，以及足太阳经在腰背部的一些穴位排列次序与经脉循行走向的错误，发展了经络学说，对后世有深远影响。

滑氏以《内》《难》为基础，参张仲景、刘完素、李杲三家之说，贯通古今，医术已远远超过他的老师，他医德高尚，不论贫富，一视同仁，有求立刻前往诊治，救人无数。

一次，一男子急匆匆上门求诊，一见到滑寿，就上气不接下气地说："先生救命！我家夫人生产后，满腹疼痛，痛得在床上直打滚。"

"别急，我们马上就走。"

不一会儿，滑寿安排好看诊的病人，就带上诊疗用具，随那男子出诊去了。

他们刚走到病人卧室门口，就听到屋里传来一阵呕吐声。进了内室，滑

灸火烟云
奇针妙灸皆故事

寿看到一位 20 多岁的妇人在床上翻来覆去。

"呕出来的东西呢？"滑寿问。

"几天……没怎么吃饭，只是想呕，可也呕不出来……什么东西。"妇人断断续续、有气无力地说道。

滑寿见病妇身体这么虚弱，还有些烦躁，就问家属："她这个样子，有多长时间了？"

"都好几天了。"家属回答道。

"这几天都是这样吗？"

"开始只是感觉手脚发凉，后来就觉得自脐下上至心窝，胀满疼痛，她说痛得最厉害的地方是两侧的胁肋处。"

滑寿看了看妇人的舌头，伸出手来，为其诊脉。

他感到手下的脉象沉结而不调畅，于是，就对病家说："她的脉是寒脉，还不是一般的寒，她的病是寒疝。"

"寒疝？"

"对！ 是寒疝。它是由脾胃虚寒，或产后血虚，复感风寒外邪，结聚于腹中而致。症见脐周绞痛、冷汗、四肢厥逆、脉沉紧，甚则全身发冷，四肢麻木；见于血虚者，腹痛连及两胁、小腹。"

"严重吗？"

"从脉象上看，沉中有结象，倒是挺重的，不过，从表象上看，还没有到最严重的地步。"

"那该怎么办？"

"夫人寒疝，寒在下焦，亟宜攻其下，无须攻其上。"

"那是不是得吃些散寒的药物？"

"先不必。妇人寒气结聚，该当温熨发散，我治疗寒疝，多灸药并用。"说着，滑寿取出艾绒，为妇人灸了起来。

滑寿先后灸了章门、中脘、气海等穴，并解释道："章门为脏会，中脘为腑会，气海为下焦精元之气之所在。灸这些穴位，为的是温元驱寒。"

艾灸这些穴位的时候，妇人感到腹中不时地响动，灸后，她说："我觉得轻松多了。"

滑寿说："这只是短暂的好转，你还需要坚持治疗下去，才能彻底治好这个病。"说完，他开出一个药方，方中有延胡索、官桂、胡椒、茯苓、青皮及一些芳香药。滑寿说："这些药的作用在于温肝散寒理气，让她十日一服，服些时日。"

这个妇人经过艾灸与药物的治疗后，果然明显好转。她按照滑寿的要求，又服了一段时间的药物，寒疝的症状就再也没有发生过。

参考文献

清·张廷玉《明史·列传第一百八十七·滑寿传》、明·江瓘《名医类案》、明·李梴《医学入门》

奇针妙灸皆故事

灸火烟云

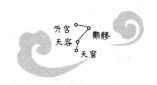

第三十四章 | 阔商贾腹泻年余愈无期
黄子浓参悟易理灸百会

在我国古代针灸家中，有很多名医家学渊源，他们上通天文，下知地理，能将中国的传统文化与中医针灸的理论与临床有机地结合起来。他们密切观察自然界的变化，并将人体与自然密切地联系起来，因此，当他们在临床上遇到一些问题时，往往能够应用天人相应的观点加以解决。

江西名医黄子浓就是这样的人物，他与滑伯仁是同时代的医家。

邻县的一个富翁，腹泻了一年多，多方诊治，毫无起色，于是厚礼约黄子浓上门疗疾。黄子浓为他治疗了一个多月，也没有任何效果，觉得很不好意思，就请辞了。

"唉！我的这个腹泻，别人治了一年多，没有见好，就连黄子浓，也没能治好我的病，看来，我的这个病，是没有指望了！"这个富翁，并没有责怪黄子浓的意思，不过，能找的医生都找遍了，病也没能看好，这使得他不免有些失望。

再说黄子浓，他是在接了厚礼之后去富翁家诊病的。腹泻一病说大不大，说小不小，原想凭自己的经验应该手到病除，却怎么也没有想到，穷尽了他的心思，也没能让病人有多大的好转。

黄子浓心里很郁闷。收了人家的礼，又没有给人家看好，人家不说，自己心里能好受吗？这礼，既然收下了，还好退吗？不退，又怎么向人家交代啊！

黄子浓虽然回到了家里，但天天在想着此事，以至于多少天来，寝食

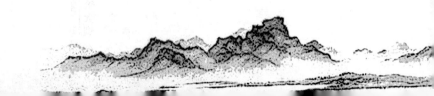

难安。

"还是得好好地琢磨，想个治病的办法。"他决定继续研究这个患者的腹泻，希望能找出解决之道。

可是，他查阅了好多资料，翻看了前人的医案典籍，想了又想，也没能想出个合适的方案来。

一天，百无聊赖，他翻开《周易》，读了起来："天行健，君子以自强不息，地势坤，君子以厚德载物。"

"啊！ 这乾卦天行健……"黄子浓突然悟到，天上的气如果运行不正常的话，那么地上的气也就不能升腾。富翁的病，应该是气不能上举导致的。

他走到书桌前，摊开一张宣纸，拿起笔想写字，却发现砚台里的墨汁已被风干。

要写字，就得重新磨墨，磨墨前，要往砚台里注水，于是，他拿起汲水的工具——水滴（注水以供磨墨用的文具，也称水注），从水盆里吸水。他将指头按住水滴的上孔，水滴被装满了，手持水滴离开水盆，这水滴里的水也不会漏掉。然后，他把吸满水的水滴拿到砚台的上方，松开按压上孔的指头，水滴里的水就哗的一声，全都流到砚台里面去了。

这一系列的习惯性动作，是他做过无数次的，可这一次对他却颇有启发。巧的是，水滴滴水的物理现象，与乾卦天行健所要表达的意思，在黄子浓看来，是那么的一致，他不由自主地叫道："啊！ 我能治好这富翁的病了！"

他马上更衣，再次前往富翁家去为之治疗。

黄子浓见了富翁，就说："不好意思，没能治好你的病，让你又多熬了这么多天，我心中一直过意不去。今天偶有所得，豁然开朗。"

"先生一直惦记着我，实感荣幸。"富翁见他这次到来，信心十足，也很高兴。

黄子浓用手指在富翁的头上度量起来，他以大拇指指端抵住富翁两眉头连线的中点，即印堂穴，向上直至巅顶，到两耳尖连线的中心点处——百会穴，黄子浓在此穴上，放上艾炷，点燃施灸。

"咦？ 怎么到头上去了？ 我是腹泻啊！"富翁狐疑道。

"没有错！ 这叫病在下，取之于上。"黄子浓说。

灸火烟云 奇针妙灸皆故事

"你以前可一直是在我腰腹部取的穴。"

"是啊！就因为那种方法没有效果，才需要这样变通的。"

黄子浓为这个富翁一共灸了三四十壮，泄泻就被完全治愈了。

后来，富翁问黄子浓："灸百会治疗腹泻的神奇效果，我可是领教过了，只是我不明白，为什么头顶上的穴位会有如此强烈的效应呢？"

黄子浓回答道："灸百会治疗腹泻能够取得如此神奇的效果，是由于百会是督脉的经穴，居于巅顶。督脉总督人体一身的阳气，督脉运行不正常，元阳之气就会失常，甚至下陷，就可能出现腹泻症状。百会又名曰三阳五会，是诸阳脉相交会的地方，灸百会既能增强督阳之气，又能使脾阳之气得以正常升发，泄泻也就因此而止住了。"

参考文献

明·俞弁《续医说》

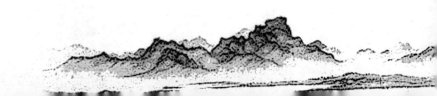

角孙
颅息　　耳和髎
瘛脉　　耳门
　　　　翳风
　　天牖

第三十五章 | 新安男小便淋沥止亦难
孙卓三揭盖提壶灸脑后

新安的一个男子，小便淋沥不止，渐渐地面黄肌瘦，看了好多医生都没有办法，遂转而求治于孙卓三。

孙卓三是江西饶州的一名医生，在当地颇有声望，经他治好的病人不计其数。可是，新安的这个男性病人所患的一个看似非常简单的毛病，却把他给难住了，几个来回的治疗，病人似乎没有什么起色。

"先生，我这病还能治好吗？"病家不无担忧地问道。

"慢慢来，总会有办法的。"孙卓三回答道。

"这样下去，我是不是……"

"不要多想，俗话说，病来如山倒，病去如抽丝，你可要耐得住性子啊！"孙卓三虽然这么说，可他自己的心中也没有底。

说实在地，他开始并没有觉得这病怎么样，只不过是常见的淋浊之类的病罢了，可接手治疗后老是没有效果，以至于孙卓三已无计可施，他心里感到非常郁闷，但面对病人，他只能掩饰自己的困惑和不安。

有一天，孙卓三闲着无事，像往常一样从书架上取出一本书，然而由于心里堵得慌，无心阅读，翻了几页，就将书扔到一旁。他坐在桌旁，要饮茶，就将右手的四指握住壶把，拇指压住壶盖，提起茶壶，欲向茶杯倒水。可奇怪的是，这水怎么都倒不出来。

"刚刚沏的一壶茶，怎么就倒不出水来呢？"

他一边想，一边使劲地摇晃，再倒，还是倒不出来。

灸火烟云
奇针妙灸皆故事

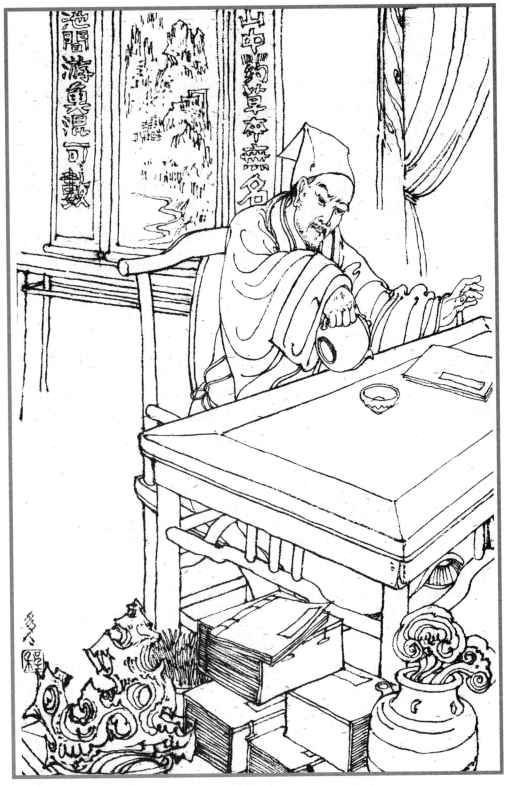

他把茶壶放在桌子上，挪一挪手指的位置，重新提起茶壶倒水，咦？这下茶水倒是流出来了。

倒好茶水，他把茶壶放到桌子上，右手离开茶壶的一刹那，他注意到了壶盖上的洞眼，想到开始倒茶时没看见这个洞眼，大拇指就不经意地把这个洞给堵住了。他再次提起茶壶，发现当壶盖上的洞眼被堵住时水流不出来，而一松开则水流通畅。

这一松一堵之间，孙卓三想到了那个新安的男子，想到了那淋溺不止的尿症。他猛然醒悟，心想这个病人是由于身体的肾气封闭不固，才使小便失去了固摄，如果肾气固，小便自然会停止。

于是，当孙卓三再次给那男子诊治时，就在这个病人脑后的穴位上扎了一针，并为之艾灸三壮。就这么一次，病人的淋溺便被止住了。孙卓三提壶揭盖悟医理的故事也因为这事被传扬开来。

孙卓三后来能够治好新安男子的尿症，是他的治疗方法契合中医水液代谢的理论。水液的代谢过程与脾肺肾三脏有关，小便淋溺不止，一般认为是阳气虚衰，尤其是肾阳有失统固所致。面黄肌瘦，一方面是中气虚弱，脾胃的生化功能不足；另一方面是肾阳统摄的失职，致使精气外泄。而壶盖堵塞，滴水不流，让孙卓三又进一步地认清了这个道理。其实，自然界的外环境与人体的内环境，有很多共通之处。灸脑后能使督脉阳气强盛，也能升提中阳之气，阳气强盛则肾的固摄能力强大，小便自然就会停止。

根据提壶揭盖的原理，孙卓三用的是反其道的方法，即堵塞壶盖，滴水不流。目前临床上所说的提壶揭盖的治疗原则，大多是用来治疗尿闭的，即在通利下焦不能奏效的情况下，反过来扶助上焦肺气，肺为华盖，肺气充实，则肃降功能得以发挥，水道通畅，小便就能顺畅地排出。在针灸治疗时，可考虑选取肺经，或与其表里的大肠经的特定穴，如合谷、列缺等。这是因为合谷是大肠经的合穴，与肺经的络脉相连；列缺既是肺经的络穴，又是肺经与任脉脉气相通的八脉交会穴，而任脉又贯通上中下三焦。另外，也可选取肺的背部俞穴肺俞。

黄子浓与孙卓三这两个江西人，生活在两个不同的历史时期，都是为了

灸火烟云

治下焦二便之疾而犯愁，巧的是，他们又都是通过注水、倒水这样的自然现象，得到启示，获得灵感，并由此在治疗中取得突破。中医的博大与神奇，值得我们深思。

参考文献

《江西通志》《饶州府志》

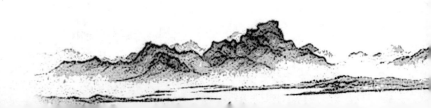

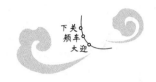

第三十六章 | 王家女患瘰疬病情垂危
周汉卿使铍刀焯刺疗疾

　　明初时，松阳（位于浙江省，1958年并入遂昌县）有个针灸奇人，名叫周汉卿。

　　周汉卿自幼勤奋好学，对内科、外科都很精通。他的针灸术出神入化，见过的人无不叹服，同时，他对按摩也很有研究。除普通的毫针外，刺血、火针、长针、金针拨翳，无所不能。他用针灸治愈了许多疑难病症。他一生行医，没留下什么著述，可是，他的医学成就，却被记录在史料当中。

　　华川的陈明辽，看不见东西有十来年，方药都尝遍了也没有见到功效，以为这一辈子就这样了。后来，他有幸碰上周汉卿，周汉卿看后说："你看不见东西是因为你眼睛布上了眼翳，只要祛除眼翳，你就能看清楚东西了。"周汉卿给他施行了针拨刮除眼翳的手术，使陈明辽重见光明，陈明辽总觉得他是个神人。

　　钱塘王家的女子患了瘰疬，已经发展到脖颈及腋下多处结节溃破，细细数来，总共有19处。这19个孔窍，都有白色的脓液流出。非但如此，她的右手还因为这个病的影响，拘挛得无法活动。家里人曾经请过医生，可根本没有办法控制住病情的发展，而且，病人开始发高烧，浑身滚烫。家里的人都觉着，这样高烧下去，溃疡不收，病人可能就活不了太久了，因此，家人就着手为她订制棺材，准备寿衣等后事了。

　　一天，王家的家仆从外回来，跟王老爷汇报完了置办棺材的事之后，说道：

灸火烟云
奇针妙灸皆故事

"我在外面的时候，有店主听说小姐的病况，就说松阳的周汉卿眼下就在这附近，他会治这样的病。我说我们已经看了许久了，眼看着小姐不行了，才不得已赶制寿材寿衣，可他们说，周汉卿技术高明，活人无数，而且小姐已经这样了，你们也权且死马当作活马医。"

王老爷听了，忙说道："那你就再出去打听一下，想办法把这周汉卿请来。"

"好！我这就去。"

……

周汉卿被请来了。他仔细地观察了王小姐瘰疬发作的位置。一番诊查后，他从随身携带的医箱中取出一把刀来。

"先生！你这是要……"王老爷不太明白，忙问道。

"你看，这个瘰，是不是最大的。"

"是的。"

"这是母病，我要将它给剔掉。"

周汉卿手里握着的不是一般家常用的刀，而是医疗用的铍刀。铍刀也叫铍针，是针具的一种，下端剑形，两面有刃，多用以刺破痈疽，排除脓血。周汉卿将铍刀深入到那个最大的瘰管里，将还在流脓的窍母一并剔除掉了。

135

大的母病好剔，余下的近十几个小的瘰疬，皆为后发，不如窍母那样溃熟，基底连着生肉，不好处理。

周汉卿剔除了窍母，放下了铍刀，又拿出火针，燃起火焰，将针烧红，刺向小的瘰疬。随着"滋"的声响，一道烟雾从针刺处升起。周汉卿从患处抽出针后，依此法，对着余下的瘘管，一一刺去。

"好了！"周汉卿为患者剔除窍母，又以火针焠刺所有小的瘘管后，宣布治疗结束。

"好了？"王老爷问。

"这次就治疗到这里，至于能不能好，就要看她的造化了。"

"您看小女能保住命吗？"

"以我为她施行火针的感觉来看，还是有希望的。"

"还请先生明言。"

"当我的火针透过瘰疬，碰触到生肉时，她感觉到了疼痛。"

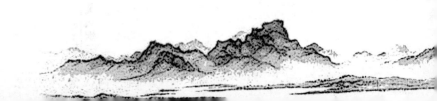

"怪不得在用火针刺的时候，我看见她好像抖动了一下。"王老爷说。

周汉卿点点头，说："知疼痛者生，痛，说明神气还在。如果失去疼痛的感觉，那就难以治疗了。"

几天过后，周汉卿复诊时，王氏女的十九个疮口皆已成痂。又过了几天，痂皮脱落，痂皮下的生肌已如常人。

参考文献

清·张廷玉《明史·列传第一百八十七周汉卿传》

奇针妙灸皆故事

灸火烟云

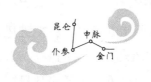

第三十七章 | **慕云偏风陆岳灸疗扶正**
春元中脏养愚艾火回阳

明嘉靖年间，一户人家里，一个叫丁慕云的男子躺在床上，昏昏沉沉，嘴里不停地念叨："麻啊！ 麻啊！"

"已经去请陆大夫了，你再忍忍啊！"家人在一旁安抚他。

丁家人要请的陆大夫，正是名医陆岳。陆岳，乌程（今浙江吴兴县）人，字养愚，少时习儒学，成年后精于医学。嘉靖时期，他以医术精湛名噪江浙，誉满闽粤。

不多时，陆养愚来了。

陆养愚走到丁慕云的床前，看到他满身是汗。

陆养愚问道："哪里麻？"

丁慕云依然是"麻啊！ 麻啊！"地叫着。

家人看丁慕云迷迷糊糊的样子，在一旁回道："他左半身麻木，手脚抬不起来，具体哪里麻，他自己也说不清。"

"怎么会出这么多汗？"

"刚发病时，服小续命汤方十剂不见效果，医生说，风证应该大汗发，小续命汤里掺有补养气血的药，发不了大汗，所以不效。医生就去掉方中的人参、白芍，加倍了里面风药的剂量。可服了这加减小续命汤之后，除了大汗淋漓外，浑身开始游走疼痛，左侧手足还是一点也不能抬举，人也昏昏沉沉的。"

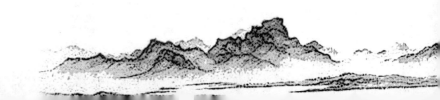

陆养愚听完家属的讲述，伸手为丁慕云诊脉。诊毕，说："两手冰冷，阳脉弦细而数，阴脉迟涩而空。他的病虽说是风，但我们还是要考虑与风有关的一些其他因素。古人云，麻者气虚，木者血虚，手足不任者脾虚，具此三虚者，只需要调养气血，就能把风症除掉。可惜之前的大夫在小续命汤方中加了过量的风药，仅有的一点养血药又给去掉了，所以，病情不但没有好转，反而愈加严重。医圣张仲景说过：夏天宜于发汗，以应阳气在外也。春月阳气较弱，初出地下，这个时候大力发汗，是要伤及卫气的，卫气失守，营血不随，所以，就会产生遍身游走疼痛，昏厥逆冷的病症，这都是气血将绝的表现。"

"那，还有没有可以补救的措施？"家人问。

"事已如此，也只好随机应变了，对此气血两虚、阳气衰竭的病人，应当急用大剂的十全大补汤，煎浓汤灌服。"说完，陆养愚开好药方，交给丁慕云的家人，让他们快快取药煎煮。

丁慕云被灌下大补汤后不久，慢慢地清醒了过来，他睁开了双眼，看到亲人们围在床前。

见丁慕云清醒，丁家人十分高兴，陆养愚道："目前看来，他是醒了，但是，单靠药物恐怕还不行，他还有中风中脏腑的危险。"

"那怎么办？"丁家人一听会中风，又紧张起来。

"急灸经穴，固扶正气，防止疾病的传导。"

陆养愚为丁慕云灸了风池、百会、肩井、曲池、间使、足三里等穴，每穴灸了五六壮。

几天后，陆养愚复诊时，丁慕云的诸多症状均已消除。

陆养愚见丁慕云神色已恢复如常，问道："这两天还好吧？"

丁慕云道："多谢恩人相助，救我一命，我现在饮食日渐增加，唯大便常有结粪，不易排出，胸膈痞闷，微微有热。"

"这是由于出汗太多，伤及津液，所以，在下大便解不下来，在上则胃脘不舒，你可以用用我的润字丸。"

陆氏润字丸组方为：大黄（酒制）400克，陈皮50克，前胡50克，山楂50克，天花粉50克，白术（炒）50克，半夏（制）50克，枳实（炒）50克，槟榔50克，六神曲（炒）200克。

丁慕云服了润字丸后，大便解了出来，可还是有些燥，陆养愚又以八珍汤加减开出方子，其中，当归的剂量加倍，再加上麦冬、知母以润燥，佐以少量的槟榔、木香、豆蔻仁以调其气。

这下，丁慕云的大便通畅了。一个多月后，他的病痊愈了。

丁慕云还算幸运，风邪没有中及他的脏腑，下面这个病人的情况可就比他严重多了，好在这个病人也遇到了陆养愚。

病人名叫邹春元，是一个未满五十的男子，他突发中风，耳聋鼻塞，二便不通，四肢不遂，瘫卧在床上，神志不清，不能说话。

突然，邹春元发出一阵含含糊糊的低语，家人赶紧凑上前来，只听他说："奶奶！ 您原来在这里，这些年我一直在想你啊……哎！ 伯伯也在这儿……"

旁边的一个妇人，听到这话，不由得脸色一变，忙贴近他的身旁，说:""春元！ 看你都说些啥！ 你快醒醒！"

守在床边的医生没弄明白是怎么回事，就问那妇人："他在说些什么？"

"他在和那些已经过世的亲人说话。"

"已经灌过牛黄了，还是这个样子。"

"是啊！"这位医生也是一筹莫展，"脱阳者见鬼，脱阴者目盲。他目无所视，与看不见的故人说话，乃阴阳俱脱。张洁古说，中腑者影响四肢，中脏者九窍不利。如今，他的手足不随和，五官不利，两便不通，上窍下窍都表现出闭塞的征象，是脏腑皆为风所中。况且，他六脉弦数而没有规律，《脉诀》上说，中风如果出现迟浮的脉则有转好的希望，要是出现急、实、大而且数的脉，那可就凶多吉少了。他现在的情况是脉症俱危，难治啊！我才疏学浅，实在没什么好办法，这样，我先开个方子，权且一试。你们再另请高明吧。"

说完，那位医生开了一个大补的药方，方中有人参、熟地、肉桂、附子等药，然后就离开了。

邹家人一面去抓药煎煮，一面派人去请名医陆养愚。

陆养愚很快赶来了。他先诊脉，果如前面医生所言，脉是极其急数，不过，那是浮按取得的，稍加按压，则感觉到脉来有些和缓，这说明病人尚

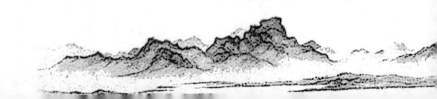

有胃气。不过两尺脉重按觉得有些空虚。

　　诊毕，陆养愚看了看前面那位医生开的药方，说："阴阳兼补，是治本之法不错，可是，现在当上下九窍闭塞之时，恐怕难能奏效。我看，还是先通二便，使浊阴下降，这样，清阳之气就能够上升，然后再说补的方法。《内经》所谓急则先治标而后治其本。他目前病势危急，恐怕来不及缓补。先将这已经煎好的汤药与他灌服。"

　　家人听了陆养愚的话，遂将前医开的药给邹春元灌饮。可是，接连饮下几剂汤液，都停于胃脘，不再通下，陆养愚用两手于他的脘腹部揉按，揉来揉去肚子发出了声响，可所饮之物就是下不去。

　　陆养愚再次切诊，脉象依然如前，于是，他取出家制神佑丸数十粒，扳开邹春元的嘴巴，令家人灌以淡姜汤，冲送下去。

　　药下去后，陆养愚马上为他灸百会穴，使阳气上升，又灸关元穴，不使阳气下陷。两穴各灸了一两壮，邹春元的眼睛就睁开了，只见他双眉频蹙。

　　"痛吗？"陆养愚一边施灸一边问。

　　邹春元点了点头。

　　"是有一点痛，你坚持一下，能忍至七壮就有救了。"

　　邹春元又点了下头。

　　七壮将要灸完，邹春元突然抬起右手，指向肚腹，口中"哇哇"地嚷了起来。

　　"快快！要排便。"

　　果不其然，邹春元大小便通畅了，腹中秽浊泻下不少。而且，没过多久，又泻下一些。

　　陆养愚看他泻得差不多了，令其家人将前方加倍人参的剂量再次煎煮。

　　这时，邹春元又要方便了，他还是有些昏昏沉沉的。

　　待他便后，陆养愚急令家人，将煎煮好的药液给他缓缓地灌了下去。

　　从此以后，他人事渐清，却留下手足振颤，左半身不遂的症状。陆养愚遂于大补气血的方药中，佐以祛风顺气消痰之品，如秦艽、全蝎、僵蚕、乌药、南星、半夏之类，调治了一年有余而得以痊愈。

　　此症初起，气血不足为本，九窍闭塞为标。先通其秘者，急则治其标也。后见风症，还是气血不足为本，而风症此时为标，治疗的重点在于补气血，适当地佐以相关的风药，乃缓则治其本也。

　　陆养愚治疗这两个中风患者，均在关键时刻予以艾灸。前者半身不遂，且有中脏腑的风险，陆养愚按中经络的思路，艾灸阳明、少阳经经穴，以扶助正气，防止疾病的传导。后者则已中脏腑，且现阴阳俱脱的危象，故在其治疗上，重灸督任之百会、关元，以利于回阳固脱。

参考文献

清·周亮工《因树屋书影》、清·魏之琇《续名医类案》

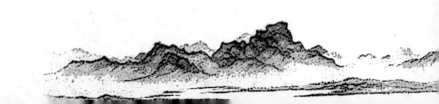

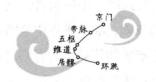

第三十八章 | 打鱼人中寒邪肚疼误攻
花溪老消痛症温灸理气

一个外感伤寒的病人，发了七天的热，热退了之后，突然咳嗽个不停，一位老人看后，只为他灸了乳根、气海两穴，并且配以补中益气汤加味服用，病人治疗后的当天就停止了咳嗽，平安无事。

这个施灸立方者，自号花溪恒德老人，叫虞抟，字天民，为今义乌市廿三里镇华溪村人。

142

虞天民的曾祖父虞诚斋受业于元代名医朱丹溪的门下，其父虞南轩年轻时就潜心攻读医书，医术精湛，并以"不为良相，则为良医"为座右铭。虞天民的哥哥虞怀德也同样精于岐黄之术。故虞天民之家，可称"医学世家"。

虞天民幼时聪颖，他习儒学，攻诗文，博览群书。年轻时，由于母亲多病，他立志学医，潜心研读各种中医经典著作。

虞天民不但医术高明，且医德高尚，病者求医，多不收酬。他的书房墙上，挂着自己书写的条幅，写有"恒德斋"三字，他还曾写出自警的"百字吟"张贴于室中。

某冬令的一天，虞天民在自己的诊室刚刚看完一个病人，就听到外面传来"哎哟！ 哎哟"的哀号声。

不一会儿，一个壮年人，躺在床板上，被几个人抬了进来。

只见那躺着的病患双手捂着肚腹，不时地扭动着身躯，口中痛苦地呻吟着。

虞天民指挥来人把病人安置在诊床上，问道："这腹痛是几时发的？"

陪护的家人回答道："腹痛发作至今，已有两个昼夜。"

"是间歇发作，还是疼痛不止？"

"从发病到现在，就没有中断过。"

"这么长时间了，怎么不早点过来？他是怎么发病的？"

"前天，他下水网鱼，饿了，吃了点冷粥，不想这就发病了，而且，一发病就这么痛。我们也没怎么耽误，马上就找医生看了。"

"看过医生？"

"看过。"

"服药了吗？"

"给开的大黄丸、大承气汤，服药后下了些粪水，可下过粪水后，肚子痛得更加厉害。"

"方药可能不太对证。"虞天民心想，他觉得不便于在病家面前评价同行的治疗，转而说道："让我诊诊脉。"

其实刚看到病人青黑的面色时，虞天民心中已有了几分底，接着诊得的脉象，更加证实了他的判断。他说道："手下六脉沉伏而实，这是大寒证，并且下焦还有燥屎。"

143

"那怎么办？"

"不要紧的，我先给他开一剂丁附治中汤暖一暖胃，再灸一灸气海，这样里外共同温通，定能止痛。"

病人服药后，虞天民给他灸了气海穴，共灸了二十一壮，灸完之后，问病人："你现在感觉怎么样？"

"好多了。"

"你觉得疼痛减轻了几成？"

"大约有一半左右。"

"好！这寒气去的得差不多了。下一步该给你清除肠内的宿便。"

"现在就清？"

"这倒不必。我给你配点药丸，你明天起，每天早晚各一次，每次吃五粒，用生姜汁送下。"

虞天民给他开出的是用巴豆、沉香、木香做成的如绿豆大小的药丸，病

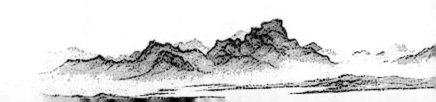

家回去后，按虞天民所交代的方法，共服用了六七次，解下来一些黑便，肚腹就再也不痛了。

虞天民为明代中期著名的医学家。据《金华府志》载："义乌以医名者，代不乏人，丹溪之后，唯抟为最。"他与朱丹溪以及现代名医陈无咎（号黄溪），被称为义乌医家"三溪"。

对于灸法的应用，虞天民在他的著述《医学正传》中写道："虚者灸之，使火气以助元阳也；实则灸之，使实邪随火气而发散也；寒者灸之，使其气复温也；热者灸之，引郁热之气所发，火就燥之义也。"他认为灸法可以广泛用于虚实寒热各种证候。

参考文献

明·江瓘《名医类案》，明·虞抟《医学正传》，《金华府志》

奇针妙灸皆故事

灸火烟云

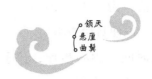

第三十九章 | 密斋灼中指惊风童回生
万全灸脐旁疝气儿痛止

　　明代，湖北的黄冈出现了两位大医学家，一个是世人皆知的药物学家李时珍，另一个就是中医世家万氏家族的万密斋。

　　万密斋，名全，字密斋。祖父万杏坡，原籍江西，以儿科闻名。父万筐，字恭叔，号菊轩，继承父业，著有《痘疹心要》。明成化六年（1480）间客居罗田，在那里安家，大行医道，远近传颂"万氏小儿科"。罗田有巨儒张玉泉、胡柳溪，讲律法、史纲之学，万筐命万密斋跟随他们学习。不久万筐去世，万密斋决心继承家学，苦攻医学。万密斋尤其精通痘疹。

　　万密斋医德高尚。他治病不论贫寒贵贱，远近亲疏，有求必应，一视同仁。对一些穷苦的家庭，经常无偿医治，免费赠药。就是对那些与自己结怨的"仇家""冤家"，他也能做到不计前嫌，以德报怨。

　　相传，罗田举人胡某与万密斋是儿时的伙伴，后来同在一所学堂读书，因嫉妒万密斋的聪明与才华，胡某伙同另外两个人多次设计陷害，使万密斋吃了不少亏，致使两人断交成了"冤家"。后来胡某中举，密斋也成了名医。

　　一次，胡举人的儿子生病，久治不愈。胡家想请万密斋看病，但又不好意思上门，便趁他不在家时，请他的徒弟诊治，哪知服药后病情反而更加严重。不得已，只得再请万密斋。而万密斋二话没说，当即应诊上门治病。几天之后，孩子病情明显好转。胡举人见孩子已无生命之危，担心万密斋伺机报复，暗中下药让孩子留下后遗症。于是，复诊时，又请了另一个医生与万密斋共同诊视。不料，在用药上两人各执己见，互不相让。胡举人心中

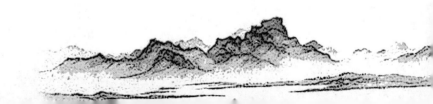

有鬼，不敢相信万密斋，万密斋只好独自离开。不料，孩子只服下几口药汤，就口鼻流血，大咳不止，又哭又闹。万般无奈之下，胡家只得再次硬着头皮去请万密斋。为了让胡家放心，这次他专门用一个小本本记下每次的用药交胡家保存，以便日后查考。

经过一段时间的悉心治疗，孩子终于彻底康复。胡家羞愧万分，一再道歉，并送去白银十两作为酬谢，万密斋坚辞不收，深得胡家和乡邻的赞誉。

其实，万密斋的医学才能，早在他学医的起始阶段就已经显露出来。

当初，万密斋随父习医刚出茅庐，就有一个两岁大的小儿惊风，突然发搐而死。万密斋上门时，病儿全家正围着病儿痛哭不已。万密斋见状，忙上前诊视，并告诉病家说："孩子还没有断气。"

万密斋对病儿父亲说："小孩面色未脱，手足未冷，是气结痰壅所致，而非真死。我用小艾炷给他灸灸看。"

说罢，万密斋就用艾绒制作小艾炷，灸病儿两手的中冲穴。灸火刚刚燃及皮肉时，孩子给疼醒了，"哇哇"大哭起来，孩子父母挂满泪珠的脸上露出了笑容。

接着，万密斋用家传治惊方，嘱病儿父母用薄荷煎汤给孩子送服。不多会儿，小儿解下黄色的涎液，抽搐止住了。

万密斋对孩子的父母说："孩子基本上没有大碍了，如果有什么情况，请再来找我。"

孩子的父亲问道："刚才您用的都是些什么药，会有这般神效？"

万密斋说："其实，就是十五粒雄黄解毒丸和二十五粒凉惊丸，这两种药分别起到利痰和去热的作用，只不过我是将这两种药合在一起用罢了。"

万密斋治疗患儿时，不只是用药，有时是灸药同用，有时是针药同用，还有时是针灸药同用。

有一个4岁的小儿，四肢抽缩，喉间不停地发出"呕呕"的鸣响，突然之间，声音没了，这孩子昏了过去。万密斋见状，拿出一根针，刺向孩子的涌泉穴处。孩子立即醒了过来，哭叫起来。

小儿醒后，惊风就止住了，再也没有发作。

不过，万密斋觉得，这孩子的病，可能没那么简单。他对孩子的父亲说："孩子的惊风虽然停了下来，但还没有用豁痰的药，如果不及早治疗，恐怕是要发痫的。"

孩子的父母听了万密斋的话，不太相信，抱着孩子离开了。

还不到半年，孩子突发痰迷心窍，饮食便溺，一概不知，时而昏厥倒地，果然成了痫病。无法，一家人再次找到万密斋。孩子的父亲说道："都是我们不好，没能听信先生的忠告，要不怎么会生出这个毛病呢？ 您大人不计小人过，再给看看吧！ 这回说什么我们都会听的。"

万密斋问那孩子："你知道你什么时候发病吗？"

孩子回答道："我一感到昏昏的就要发病。"

万密斋转而对孩子的父亲说："这样，我给你们开些钱氏安神丸，这丸药须配上胆草服用。孩子已经说了，他在发病前有昏睡的前兆，一旦出现这种情况，你就赶紧掐他两手的合谷穴。"

"是，先生，我一定照办。"

孩子的父母给孩子服了万密斋开出的方药，又按照万密斋所交代的防范措施予以预防，如此这般的调治，一个月以后，孩子的这个病就再也没有发作过。

万密斋治疗这个风痫的病儿可以看作是针药同治，而下面的这个小儿偏坠的治疗，就属于灸药同治了。

有一个朱姓人家的孩子，睾丸肿痛，一年多都没能消退下去，后来成了偏坠疝气。孩子的父亲问万密斋："我家孩儿蛋蛋肿痛，都一年多了，也不见好转，我该怎么办？ 这孩子可不能因为这个病断了我家的香火。"

万密斋安慰道："足厥阴肝经之脉环绕阴器，肝病多因怒，小儿性急多哭的，常有此病，这个病又名气卵。经常见到有人得此病，但是，这并不影响生育，与人的寿命也没有关系。这个你尽管放心好了。"

"可他一哭起来，就胀得好大，那能不疼吗？ 我真怕哪天会胀破。"

"不会的，人的肌肤弹性强着呢！ 况且，这个病又不是不能治。"

"能治？"

"是，能治。但是，不能急于求成。"

"那就拜托您了！"

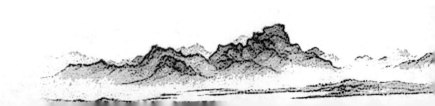

"好！我这就给你开个方。"

万密斋开的药方里有川楝肉、小茴香、青皮、山萸、木香、当归、川芎、海藻、三棱、莪术等药物，其中，三棱、莪术二味与黑牵牛一起同炒，炒后去牵牛不用，诸药共为细末，神曲为丸，温酒送服。

除了用药外，万密斋还嘱咐朱家的人回去后给孩子灸脐旁穴。灸药同治，孩子睾丸偏坠的肿痛很快就痊愈了。

脐旁穴，即疝气穴。灸脐旁穴亦名三角灸，出自《世医得效方》，治疝气偏坠。具体方法是：量患者口角，以两口角间直线距离为三角形一个边的边长，用木条做一等边三角形，再将三角形的一个角置于肚脐的中央（三角形另两个角在肚脐下方），三角形下边两角对应的位置就是疝气穴。灸法：左侧睾丸偏坠灸右，右侧偏坠灸左，灸二七十四壮，两边同时灸也可以。《世医得效方》提出这个方法的时候，还没有明确的穴位名称，是《刺灸心法》将此穴列为奇穴，名疝气穴，《针灸集成》又称它为脐旁穴，今人名为三角灸。

参考文献

明·万全《幼科发挥》、清·魏之琇《续名医类案》

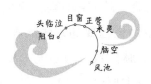

第四十章 | 锦衣患发背隔蒜灸拔毒
新甫疗阴疮艾灼药补养

年逾四十的张锦衣，裸露着上身，骑坐在竹竿上，左右两边各站着一个人扶着他。竹竿的两头有两个人在抬竿。

张锦衣患了发背，病势凶险，正请薛立斋给他治疗。

薛立斋，名己，字新甫，号立斋，吴县（今江苏苏州）人。他出身于世医家族，通达内外妇儿各科，尤其精于外科疮疡。在疮疡的治疗中，他学习汪机的方法，广泛应用针灸，方法多种多样，大量的临床实践，使他在疡病的治疗上更胜一筹。

"高点，再抬高点！"薛立斋一边看着，一边说。看到张锦衣被抬到足尖离地有一寸多的时候，喊道："好，停住！"

这是怎么一回事？

原来，薛立斋手拿一根绳子，绳的一端贴在张锦衣的尾骨尖处，绳子沿脊直上，到绳子上有标记处止住，再于此点向两侧各旁开一同身寸（约当第十胸椎旁开一寸处），用拇指指甲做了两个十字切的痕迹。

"把竹竿放下！"薛立斋道。接着对张锦衣说："你可以下来了，到床上趴下来。"

"师父，绳上标记的这段长度从何而来？"身旁的一个弟子问道。

"这一段距离，是我事先度量的，患者肘横纹至中指尖的长度。"薛立斋回答。

薛立斋切了两枚蒜片，贴在患者背上他刚才用指甲作了切痕的地方，对

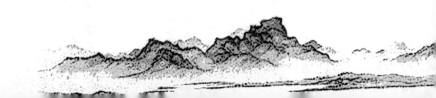

弟子说:"这两个穴叫骑竹马穴,它的最早记载出自闻人耆年的《备急灸法》。主要用来治疗痈疽疔疮,恶核瘰疬,我为张锦衣选骑竹马穴,是因为这穴位贴近患处。"说着,薛立斋在蒜片上放好了艾炷,点燃施灸。

"还有,也是更重要的,张锦衣的发背,从脉象上看,心脉洪数,势必危剧。经云:心脉洪数,乃心火炽甚,诸痛疮痒,皆属于火。心主血,心气滞则血不行,故主痛也。骑竹马穴,是心脉所经由之地,急灸以泻心火,隔蒜灸能以火拔其心火之毒。"

薛立斋在施用隔蒜灸之后,又开出了托里消毒散。张锦衣服药后不久,发背就好了。

"真没想到,张锦衣的发背,起病急迫,病情又是那样凶险,这么快就给治好了。"弟子感叹道。

"这疮痒,有阴阳虚实之分,如果遇上阴疮,就不会这么顺利了。"薛立斋道。

"那该怎么去分辨呢?"

"按照常规,久溃不愈的疮痒,都应该考虑阴疮的可能,再结合病况、脉象,作进一步的治疗。"

"还请师父详解。"

"有这么几个病案,我说给你听。"薛立斋说,"句容有个曹先生,40多岁,大腿根部患肿毒半个多月,有很多形如粟米的毒头,内里疼痛,像针刺一样,可就是发不起来。他茶饭不思,心慌得很,诊其脉有结象。这种情况就是元气虚,痈疽蓄于内,非灸不可。我给他灸了二十余壮,并以六君子汤加藿香、当归,用了好几剂药,疮就慢慢地发起来了,如刺一样的内痛也没有了,关上的胃脉也摸得到了。但这个时候疮的颜色还有些紫,疮肉还是半生不熟的,溃不了,这说明阳气还是有些虚。于是,我又继续用桑柴给他灸,以便补接他的阳气,好散解内中毒气,并将前面的药方加上人参、黄芪、当归、肉桂等药,结果,疮色变红了,稠脓也出来了,眼看着疮肉腐烂,等腐肉除去后,他的疮病就好了,前后也就两个多月的工夫。"

弟子听了,若有所思。

"刚才说的只是阴疮中较轻的一例,下面两个可就不是这么简单了。"薛立斋接着说,"有一个妇女,在她的右侧乳房上长了三个核瘤,一年多也没见消减，而且她还有早上发冷，到了晚上就发热这么个特点，饮食也是食不知味。妇人所患的乳岩，乃是由于久郁气滞，七情伤肝所致，这是血气枯槁的症状，应该用补气血、解郁结的药物治疗。因此，我给她开了益气养荣汤，共服了一百多剂，眼见着她的血气渐渐地恢复了，我就再给她施以灸法，用木香饼隔饼灸，一年后乳核尽消。"

"那后来呢？"

"打那以后，这个妇女的乳核就再也没有复发过。"

"看来灸疗对此类病症确有良效啊！"

薛立斋点点头，又道："还有这么一个妇女，她患的腿痈，不知道看了多久，找了多少大夫，都治不好，后来找到了我。我看她疮口紫陷，脓水清稀，认为她的病属于虚证，可是她就是不信，仍然坚持服用攻里的方剂。不过，这也不能怪她，因为先前没有人说过她的病是虚证，她也没听说过阴疽这类病症。结果，到后来，她的各种虚证的表象都显露出来了，这才又找到我。我给她用了附子饼灸，嘱咐她改服十全大补汤，她先后服下一百余剂才好了起来。所以说，凡疮脓清淡及疮面不得收敛的，或陷下的，都是气血虚极的表现，最宜大补，否则将成为败证。"

151

"还好，她最终还是接受了您的治疗，不然的话，后果不堪设想。"

"是啊！这疮疡，误诊误治，以致害人性命的事例也不在少数，可要当心，要引以为戒啊！"

参考文献

清·魏之琇《续名医类案》

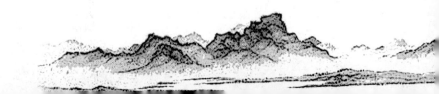

第四十一章 堂叔发霍乱转筋又吐泻
江瓘灸关元回阳而囊舒

明代儒医江瓘，歙县篁南（今属安徽）人，字民莹，自号篁南子。年少时攻读儒学，13岁时，他的母亲突发暴病而去世，使得他愈加发愤读书。后来有一次，他发病呕血，一吐就是几升血，求医十余次一点效果都没有，于是他开始自学医学，久而久之，竟然成了名医。

某年七月的一天，江瓘正在家里读书。

突然传来一阵紧急的敲门声。

来人是他的亲戚，一见到他就说："民莹，你堂叔他……"说着，就哭了起来。

"叔叔怎么了，你快点说！"

"他得了伤寒，也找医生看过，可是现在，他又是吐泻转筋，又是不停出汗。"

"让我收拾一下东西。"江瓘听说叔叔得了急病，心急火燎地回到屋里收拾好诊疗的用具，说了声"快走"，就随来人一起往他叔叔家赶去。

时值大伏时节，天气炎热。江瓘一路奔波，到了叔叔家，连水都没喝上一口，就径直地到了叔叔的卧室。

看到叔叔在床上翻来覆去的样子，江瓘忙问一旁的婶母："婶婶，我叔他除了吐泻转筋、多汗外，还有哪些症状？"

"他口渴得要喝冷水，可是他的脚又特别冷，还有……"

"还有什么？"

152

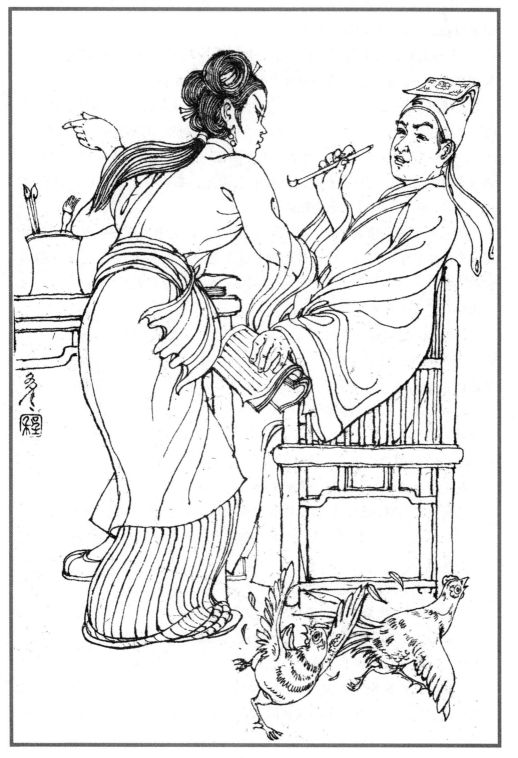

"医生看了他的下体，说这可不是个好的征兆。"

"什么？！"江瓘听婶母这么一说，不由得大惊失色，赶紧上前查看，只见叔叔的阴囊几乎内缩到盆腔里。

"舌卷囊缩，是阳气耗尽的不治之症，叔叔莫不是……"江瓘赶紧察看他叔叔的舌头，还好，舌头还没有出现那种收缩的危象。

江瓘又给他叔叔诊脉，发现左右寸、关两脉皆伏，尺部极其微弱。这时，江瓘才稍稍松了口气，心想，伏脉为吐泻的常脉，并不是吐泻的反脉。

江瓘心想："足冷囊缩，似乎属于厥阴证，口渴也似属少阴引水自救，该如何加以辨别？医书上说，直接中入阴经，不会有上吐转筋多汗的证候，如果少阴证头有汗，则为死证矣。"

他走到桌前，拿起了笔，说道："明明是邪正交争，挥霍闷乱的霍乱，先前的医生却当成伤寒，能不越治越差么。叔叔足冷囊缩，似当急温，但是他口渴欲饮冷，又该用清法，既不是伤寒，就应该这样治疗。"他一边说，一边摊开了桌上的纸张，写下五苓散方药。

家人为叔叔饮服五苓散之后，感觉到病情有所稳定。可等快到中午的时候，病人又渴得要喝冷水了。江瓘看到五苓散有一定的效果，但是，还不足以改善他叔叔口渴的症状，于是，又以五苓散为主方，外加麦冬、五味子、滑石投之，并进黄连香薷饮一剂。

到了第二天早上，江瓘为叔叔诊脉时，发现他的脉是上来了，可却弱如葱叶之中空，按之无根。整个人瘦了一圈，手足照样的厥冷，饮食吃不下去，吃进去就吐，大便还有点控制不住，囊缩依旧。

这霍乱真够麻烦的，针对不同症状的用药又是互相冲突的，不得已，只有针对症状一个个地予以击破，但是，解决某些症状的同时，有可能会加重另一些症状。

用药如此不易，于是，江瓘想到了灸法。

"用药不便，我给他灸一灸丹田，看能否回阳救逆。"

为了解决当前急迫的阳气虚脱的征象，江瓘为他叔叔灸了丹田，当灸至八九壮的时候，叔叔的手足已有所转暖，继之，囊缩的症状也有所缓解。

看到阳气在渐渐地回复，江瓘冀望于方剂催生阳气，开出理中汤二三剂。不想服药后还是产生了一系列的不良反应，叔叔渴得更甚，而且咽喉疼

奇针妙灸皆故事
灸火烟云

痛，烦热不解，或时而昏沉。

到此为止，剩下来的都是热症了，治疗起来也就方便了，在没有多少顾虑的情况下，江瓘开出了清凉之剂——竹叶石膏汤，一箭中的，叔叔所有的病症就都解除了。

虽说江瓘为叔叔的治疗是灸药兼治，而且用药的成分还要多一些，但是，不可否认的是，灸治丹田，回阳救逆，一举缓解了囊缩的危候，艾灸的作用是功不可没的。

后来，江瓘因有感于"博涉知病，多诊识脉"的古训，潜心整理摘录了古往今来名医的治验医案，当然也包括他自己的经验，意在宣明往昔医家的典范，用以昭示后学，他花去二十多年的精力未能成书。江瓘谢世后，他的儿子江应宿继承父业，完成了江瓘的夙愿，编成《名医类案》一书，收录了汉至明代各家的医案，其间附以评说，得到后世诸多好评。

155

参考文献
明·江瓘《名医类案》

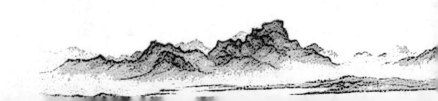

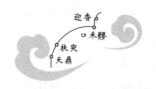

第四十二章　儿郎饮食无度中气大伤
应宿热盐熨脐艾灼温补

　　江瓘的儿子江应宿从小随他学医，20岁后，游于江浙、山东、河北等地，博采名医验方。江瓘去世后，留下《名医类案》十二卷草稿，江应宿用了十九年的功夫，先后修改了五次才完成此书。

　　江应宿继承家学，也成为一代名医。

　　江应宿的儿子，平素饮食没有节制，而且懒于活动，江应宿一再地提醒告诫，他也没有在意，终于有一天，病痛爆发了。

　　那是万历十四年（1586）的秋天，儿子已32岁，在随父从燕都回家的途中，感到腹部有些疼痛，背部时不时地发胀。他并未放在心上，觉得可能是由于江上行舟，餐饮过量，加之舟船活动范围小，白天也是卧寝为多等原因所引发，待到家自然就好了。

　　经过苏州，赶上晚筵，他没管住嘴，又多吃了些酒肉。到了第二天的早晨，麻烦来了。

　　天亮不久，他就跑到门外，两手捂着肚子，"哇！　哇！"地吐了起来。

　　"怎么啦？"江应宿听到声响，急忙跑出来，发现儿子在不停地呕吐，赶紧问道："肚子疼吗？"

　　"背胀腹痛，胃里都是酸水。"儿子回答道。

　　"你这呕吐酸腐，定是又伤食了。进屋吃点消导的药，好好歇歇。"

　　儿子在父亲的敦促下，服下了些消导药，安稳了下来。

　　一行人终于回到了家里。没过两天，江应宿儿子的病突然又发作了起

灸火烟云

来，他躺在床上，腹痛难耐，辗转反侧，痛苦不已。

江应宿见状，忙赶过来，问道："怎么个痛法？"

"像是有人拿棍击打一样。"

"你忍耐一下，我这就给你热熨一下，肯定能减轻你的痛苦。"

江应宿叫人炒了点细盐送来，他将热盐覆盖在儿子的肚脐眼上。

"烫吗！"

"还好，暖暖的。"

"还痛吗？"过了片刻，江应宿问道。

"舒缓多了。"儿子总算安静了下来。

可是，就在大家松了一口气的时候，江应宿的儿子忽然又吐了起来。

"我的天哪！"儿子这时吐出来的都是些紫黑色的血，江应宿不由得为他捏了把汗，心想，要是这样不停地吐下去，岂不要了儿子的命吗！

紫血算是吐净了，足足有两碗左右，人也不那么难过了，病情似乎有所好转，可是，后来发生的事却证明根本不是好转。

打那时起，他连续几天不能进食，东西吃进去，肚子就疼，就要吐出来，肚子不疼，想吃东西了，稍稍吃进一点食物，就又要疼将起来。连续几天给药，也没有效果，而且，每发一次，都比前一次厉害。

看着儿子一天天地消瘦下去，江应宿的心中真不是滋味。儿子问道："爹！我这身体，还有救吗？"

"孩子，不要瞎想，你的病会好起来的。"

"我都病了这么多天了，而且，病情是一天比一天重，真的还会好吗？"

"你肚子不疼的时候，还想吃东西，这就是你的生机之所在。"

"那我这到底是什么病？"

"你这六脉弦而搏指，结合你的发病情况，乃是食伤太阳，脾虚气滞之证。你的正气已经受到伤害，而宿食呆滞又不宜用药补，因此，只有慢慢调理，急是急不来的。"

江应宿给儿子开了香砂橘半枳术丸，对他说："你服下这药，消除你的胃肠积滞，肚子就不会这么痛了。"

江应宿的儿子服下药后，肚子果然舒服了许多。

江应宿又拿来艾绒，捻成艾炷，准备给他艾灸。

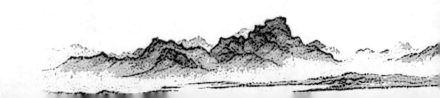

"因为你身体虚弱，宿食呆滞又不能补，泻了又怕伤你的胃气，只能用艾灸了，这灸就没有药物那样的副作用，它既能强壮你的身体，又不至于把你补得胃道壅滞。"

江应宿为儿子灸上脘腹部的中脘、天枢，说道："中脘、天枢分别为胃和大肠的募穴，艾灸这两个穴位，有和胃降逆止呕、促进胃肠运动的功能。不过，你这次脾胃伤得太重，即使胃脘部感到轻松了，但是，要想恢复以往的中气，还需时日。"

"那我什么时候才能正常饮食呢？"

"受到伤害的胃需要慢慢地修复，半个月之内，你都不可能有好的胃口，这段时间内，你最好还是吃些稀软温和的食品。"

数壮艾炷灸过之后，江应宿又让儿子翻过身来，说："仅仅灸脘腹部的中脘、天枢穴，还不足以充实你的正气，我再给你灸一灸背上的膏肓穴。"

"膏肓穴？"儿子疑惑道。

"对！是膏肓穴。你不要以为膏肓穴只是用来治疗痨病的，凡大病之后的气血亏损都可艾灸膏肓穴来调理。关于膏肓穴，还有一部专著，叫《灸膏肓俞穴法》，那是宋人庄绰疟后虚损，经膏肓穴灸治康复后，收集整理资料写下的。"

"《灸膏肓俞穴法》这本书我有印象，但我倒不知道作者还有这样的经历。"

"你好好看他写的跋文。"

灸后，他对儿子说："你以后吃饭进食可要悠着点了，做到七分饱，再也不能暴饮暴食了。"

江应宿为儿子如此治疗，两个月后，他的儿子方得以痊愈。

参考文献

明·江瓘《名医类案》

奇针妙灸皆故事

灸火烟云

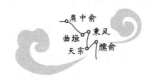

第四十三章 | 两患者臂膊难伸皆因痰 杨继洲针灸各异巧施治

明代针灸大家杨继洲非常重视辨证，除临床常用的脏腑辨证外，他还特别强调经络辨证，以探明经络，详辨营卫，查清表里。在治疗上则虚则补之，实则泻之，寒则温之，或通其气血而维其真元。

嘉靖三十四年（1555），杨继洲受腾柯山之邀，到建宁府（今福建建瓯），为他的母亲诊治疾病。

腾柯山母亲的病，就是手臂举不起来，听起来也就是一般的毛病。之前他找了不止一个医生看过，可就是没有起到多大的作用。

杨继洲问腾母："除了手臂举不起来外，你还有哪里不舒服？"

腾母道："我背部非常怕冷，一点凉气都受不了，就是盛夏酷暑也脱不了棉袄，整个人困顿得要裹着衣服蜷曲着才行，唯恐身上的一点热气散发掉。"

听过腾母的叙述，杨继洲感觉到她的这个病是有些特殊，就给她诊脉，诊得脉象沉滑，杨继洲心中有底了，于是对她说："你之所以有这些寒象，实际上是因为痰邪滞留于经络所致。"

"痰邪？ 可先前的医生怎么都说是虚冷之疾。"

"是啊！ 看你那怕冷的样子，如果不是这脉象的反映，谁能不说是虚冷之疾！"

"怪不得治疗这么多时候都没能奏效，原来是痰惹的祸，那该怎么办？"

"这样吧，我先给你扎几针，先解除这不舒服的症状，然后再用药，以杜绝病症再次发作。"

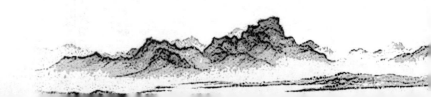

"扎哪里？"腾柯山问。

"背部、手臂和小腿上。"

"哟！扎背上那就要脱衣服，那不更冷吗？"腾母担心道。

"其实现在天气并不冷，只是你感觉冷，上衣也用不着脱，衣扣解开，将衣服向后掀一掀就行了。你不就是怕冷才要治疗的吗？你针后再体会一下，你会有好转的。"杨继洲解释道。

"好吧！"腾母同意了。

杨继洲为她针刺了肺俞、曲池、三里等穴。

杨继洲对腾柯山道："令堂所患，是痰在经络的表寒里实之证。背恶寒为外邪侵入所致，因为肺主表，所以肺表最先受邪。肺俞为肺之精气集聚之所在，针刺肺俞以便于驱散外邪。肺与大肠相表里，曲池为大肠经的合穴，针曲池助肺气疏散，针足三里健脾化痰平气。"

针后的当天腾母就感觉到身体轻松了些，手也能举起来一点，不那么怕冷了，棉袄脱下来也没事。

杨继洲给她开了些除湿化痰的方药。不久腾母就痊愈了，她后来一直康健，没有再发病。

杨继洲在针灸药的选择应用上，是根据疾病的需要而区别对待的。

隆庆六年（1572）的夏天，户部尚书王疏翁，也是患的手臂难伸。王疏翁平素身体强健，很少发病，他对杨继洲说："我既没有跌倒过，又没有被撞击过，也没有意外的扭伤，可这胳膊不知怎么的，就不容易伸展开了。"

杨继洲说："从外表上看，是看不出什么原因，不过看你这体形，很可能与湿痰有关，你还是让我给你诊一下脉，看一看舌，以确定你的病因。"

王疏翁听后，伸出了他的手，同时张开口，伸出舌头。

杨继洲观察了他的舌质舌苔后，将手指搭上他的寸口，片刻后说道："你这是湿痰流注经络之中，郁而化火，导致痰火炽盛。"

"什么？我这是痰火炽盛？"

"是的，只要针刺一下臂膀，就能化解其中的湿痰。来，你把衣服脱下来，我先给你扎上一针。"

杨继洲为他针刺了肩髃穴，疏通相表里的手太阴与手阳明两经的经气，

奇针妙灸皆故事

灸火烟云

意在逐湿化痰。针后，又要为他灸肺俞穴。

杨继洲将艾绒捻成艾炷，正要点火，王疏翁发话了："我说太医，你这是啥意思，说我是痰火炽盛，还要给我用火。"

杨继洲停下了手中的动作，说道："尚书，你这就不明白了，艾灸并不是只能治疗寒证，你的湿痰是阴邪，灸肺俞是为了温肺。正本才能清源。"

"祛湿痰要灸肺俞，我还是不太明白。"

"你患臂痛，既没有跌倒过，又没有被撞击过，也没有意外的扭伤，这就是说你的病因，排除了不内外因，可能的因素，不是外邪，就是内因。你最近没有外感过，从你的身体状况和四诊的结果来看，确实是湿痰的原因造成的。你臂痛的位置，介于手太阴与手阳明之间，手太阴与手阳明两经脉与肺分别有着属络的相互关系。肺主气、司呼吸、主宣发肃降，肺气的宣发肃降运动推动和调节全身水液的输布和排泄，《素问·经脉别论》称作"通调水道"。肺气的宣发肃降功能失常，则可能导致水饮内停，或者聚而成痰。针刺肩髃，虽然已经疏通了相表里的手太阴与手阳明两经的经气，但是，由于肺气的功能未能完全恢复，因此，还不一定能够杜绝湿痰随经络流注于臂膀。肺俞是肺脏经气输注之处，肺属阴，湿痰是阴邪，从背阳之处取肺俞还有从阳引阴之意。灸了肺俞，肺气的宣发肃降功能恢复了正常，湿痰这种阴邪不再产生，也就不存在郁而化火，而致痰火炽盛了。"

"噢！原来如此，太医高明，你尽管灸吧。"

杨继洲微微一笑，将手中的艾炷放在王疏翁背部的肺俞穴上，点燃施灸。

在杨继洲灸后不久，王疏翁的手臂就能举起来了。

161

参考文献

明·杨继洲《针灸大成》

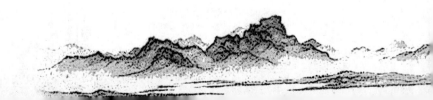

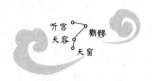

第四十四章 | 员外脐积块继洲灸气海
宋儿腋瘰实杨氏针章门

万历二年（1574）的夏天，熊可山员外患痢疾，不仅如此，他还有身热咳嗽的症状，最终引起吐血不止。

工部正郎隗月潭与熊员外的关系甚好，抱着一线希望找到杨继洲，对他说："杨太医，我的好友熊可山员外身患重病，我想请你为他诊治。"

"他所患何病？"杨继洲问道。

"他一开始上吐下泻，过了几天，在肚脐的位置出现一个积块，痛得要死。请了不少医生，都说脉气将绝，无可救药了。"

"绕脐处形成积块，疼痛欲死，脉气将危绝，表明预后情况确实不妙。"杨继洲思索着。

见杨继洲没有回话，隗月潭有些急了，他说："熊员外是我最要好的朋友，请杨太医看在我的薄面上一定要帮帮他啊！"

杨继洲微微一笑说："我只是在思索熊员外的病情，隗大人放心，我一定会去的。"

"太谢谢你了！"

杨继洲跟着隗月潭来到了熊可山员外的住处。此时的熊员外已经痛昏了过去。

杨继洲诊察发现，熊员外虽然气若游丝，然而胸部尚暖，或许还有希望。

他掀开熊员外的衣襟，看到脐中有一块高起犹如拳头那么大。

"看来，还是先治气，理顺气机。"杨继洲说着，急忙掏出针来，在肚脐下一寸半的位置，针刺气海，针刺后，又在这个穴位上灸了起来。

一壮、两壮……十壮、二十壮、三十壮，熊员外一点反应都没有，家人看在眼里，急在心里，有人忍不住哭了起来。可杨继洲并没有放弃，他继续耐心地灸着。就在灸到五十壮的时候，熊员外的眼睛睁开了。

熊员外醒了，家人们破涕为笑，他们看到，员外肚脐上的包块也没有了。

"还痛吗？"

"不痛了。"熊员外低声地回道。

"气散了，还能痛吗！"隗月潭说。他也懂得些医理。

解决了疼痛的问题后，杨继洲就着手治痢，治咳嗽吐血。一段时间后熊员外的病就痊愈了。

同样是痞证，不同的病例，杨继洲的治法也有所不同。

在杨继洲为熊员外治病的六年之前，隆庆二年（1568），吏部观政李具麓曾于胃脘旁结一痞块，犹如茶杯反罩其上，多方医治无效，就请杨继洲前来治疗。

杨继洲见李具麓形体羸瘦，胃旁又有一突起，就对李具麓说："有形之气结于内，难以用药物去除，你这样的病症，必须用针灸的方法。"

杨继洲选取了痞块的中央，以盘针之法针刺，操作完毕，再艾灸食仓（中脘旁开一寸半）、中脘两穴，没过几天痞块就消了。

万历七年（1579），杨继洲途经临潼关，见到老朋友宋宪付。

"真想不到，能在这儿见到你。你怎么会到这里来？"旧友相逢，格外亲切，宋宪付一边打量老友，一边问道。

"刚好有些事务要办，路经此地，知道你在这里，特来与你一聚。多年未见，宋兄一向可好？"

说到家事，宋宪付的脸上现出愁容："就在上年，大儿子得了痞疾，近来因乡试落选而抑郁，致使痞证加重，请医生看过，用的药都没有效果，不知如何是好。"

杨继洲说："你那公子年轻气盛，功名受挫，必致肝气郁阻，肝郁又克制

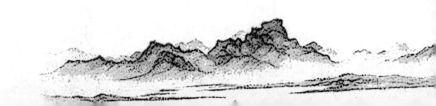

脾土，使脾胃功能大大地减弱，气机不能正常地上下出入，就会结聚在一定的位置，药物会有一定的作用，不过，效果要慢些，如果愿意使用针灸，我相信，它很快就能消散掉。"

听说针灸效果来得快，宋宪付忙将杨继洲请到家里。

杨继洲见宋宪付的儿子躺在床上，无精打采，一脸郁色。他上前为其诊脉，果然脉如弓弦。他取出针，刺入宋公子的两胁下。

宋宪付见状，问道："这是……"

"这是肝经的章门穴，它是八会穴中的脏会，又是脾经募穴。肝经与胆经的交会穴。"杨继洲一边说，一边在两根针上施以操作手法。

过了一会儿，杨继洲取下了这两根针，说："好了。"

"好了？"

"是的，好了。"

"不用灸了？"

"用不着灸，不是人人都用得着灸。他年纪轻轻，原本体质就不错，只是由于情志的原因引起肝气郁滞，属于实证。他发病的时间还不算太久，如果能够较快地从落榜的阴影中走出来，那么，对身体就不会有太大的伤害。"

164

正如杨继洲所预料的那样，宋宪付的儿子经针刺后，饮食渐进，形体清爽，很快腹块就消失了。

这后面的两个案例都是痞疾。前案患者年老体弱，杨氏除直接针刺痞块以消散外，还灸了食仓、中脘，以温通培补胃气。后案乃是青壮年少之辈，因郁闷不舒、肝气郁结所致，形证俱实，因此，杨继洲以针刺章门穴来疏肝理气。

参考文献

明·杨继洲《针灸大成》

奇针妙灸皆故事
灸火烟云

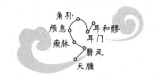

第四十五章 │ 绍东得呃逆方药无法解
继洲取气海灸刺全消除

隆庆六年（1572），虞绍东患病，请杨继洲诊视。

虞绍东是行人司官员，掌传旨、册封、抚谕等事。

到了病榻前，杨继洲被眼前的景象惊呆了。平时身体还算硬朗的虞绍东，此时蜷曲着身体，形体极度瘦弱，面无人色，气息短促。

"虞大人！ 我看你来了。"杨继洲轻声地问候道。

"杨太医！"虞绍东见到杨继洲，刚想支撑起身体，突然，他的胃膈剧烈地收缩痉挛起来，一阵阵气体直冲咽喉，发出"咯咯"的鸣响。

"虞大人，你这是……"

"唉！ 这呃打了好多天了。我这脾胃也算是完了，你看我这样怎么能吃得下饭。都服了这么多的药了，也压不下这上逆之气。"

杨继洲道："你这呃逆，是肝郁气滞的症状。没想到把你折磨成这个样子。不过，你也没必要这么悲观，你发病打嗝的时间还不算太长，如果病程持久，形体大衰，再突发呃逆，不停地打嗝，那可就不是好兆头了。"

说到这，杨继洲话锋一转，说："还有，这诊疗上的事，不是一次两次就能把握准确的，要有个过程。来！ 把手伸出来，让我诊诊脉再说。"

虞绍东伸出手，杨继洲诊后说道："六脉沉涩，乃气虚血流迟滞之象。要想使你的脉气充实，必先保养其源，以充实元气。"

"保养其源？"

"对！"

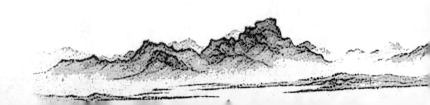

"怎样个保养法？"

"针、灸、药三种方法都可以使用，其中，可能针灸的作用来得快一些，如果针灸的作用还不到位，再考虑配合药物。"

"那好，都交给你了。"

"我先给你灸刺。我要选取的穴位，是补中益气的要穴，只针不灸恐怕达不到益气养血的效果。"

"那现在就开始吧！"

"不要急，让我推算一下最有效的治疗时间段再说。"

杨继洲确定了他认为的最佳治疗时间段，一到时间，就开始为虞绍东针灸。

"我先选取膻中、气海两个穴位，以调膈气，充养气血。"

杨继洲为虞绍东针刺膻中、气海两穴。不要看他只刺了两针，但他在每穴行针的次数可不少，膻中穴，他行了六阴数，气海穴，他行了九阳数，都是结合着提插、捻转和阴阳象数来行针。

实施了一段时间的针刺手法后，他取出了针，然后，又在膻中穴上燃起了艾炷。

在膻中灸了七壮之后，杨继洲又要给他灸气海。他放上艾炷，刚要点燃，虞绍东发话了，他有些不解，问道："我这病就是胸膈间气机不畅，为什么还要选择肚腹上的气海穴呢？"

杨继洲回答道："膻中为气之会穴，取膻中属就近取穴，有利于膈间气机的调节。与气海穴相应，膻中可视为上气海，气海穴则可视为下气海。下气海为气血化生之处，取气海，意欲保养其生气之源，生气之源得以维护，人的元气就能得到补充，那么，脉息自然而然地就会充盛起来。"

说罢，他点燃了艾炷，烟雾重又升腾了起来。

同样，气海穴灸了七壮。

"好了，今天就治到这里。"杨继洲除掉虞绍东身上的余灰，说道。

"好了？"

"好了，可以起来了。"

"哎？"虞绍东起来后，说："我好像这会儿没怎么打嗝？"

"是稳定下来了，但愿不要再发。"

虞绍东的呃逆真的从杨继洲治疗的那天起，就不再发作了。

后来，虞绍东任扬州府太守。万历八年（1580），杨继洲经过扬州见到他，那时的他已经完全复原了，看上去形体丰厚，体格强健。

参考文献

明·杨继洲《针灸大成》

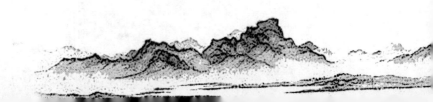

第四十六章 | 尚书女生鼠疮艾灸肿处
陈家孙长核块按时开穴

嘉庆三年（1569），尚书王西翁的女儿颈项患核，肿痛不已。颈项处的核肿，也就是瘰疬，俗称老鼠疮。

王尚书请了几位太医给女儿治病，又吃药，又外敷，都未见效。无奈之下，王尚书找到了杨继洲。

"杨太医，我家女儿，脖子上长了个疙瘩，可怎么治疗都没效果。"

"都怎么治过呢？"

"几位太医都看过了，给开了内服的药，还有外用的药。"

"除了药物，还用过其他的方法没有？"

"其他方法，你是说外科？"

"那倒也不一定，针灸这样的治疗方法也是可以考虑的。"

"针灸能管用吗？"

"药之不及，必针灸之。王尚书不妨一试。"

"也好。"

杨继洲应王尚书之邀，来到他家，杨继洲仔细地观察患者的脖颈，然后，用手触摸那核，以感觉核肿的软硬度与活动度。

王尚书忍不住问道："如何？"

"从目前的发展情况来看，还算可以。"杨继洲说着，拿出几根针，在核肿附近及所涉及的经脉选穴进行针刺，刺后不久，肿核就消了一些。

"这就消了？"王西翁又惊又喜。

奇针妙灸皆故事

灸火烟云

"是消下去了，但还不能说是治好了。"杨继洲冷静道。

"那为什么？"

"现在消下去了，不一定明天就不会长出来。"

"那该怎么办？"

"针灸治疗这种核肿，单靠针刺难以彻底根除。治这种病比较有效的方法是火针和大艾炷灸。"

"火针？"王西翁看了看女儿娇弱的样子，有些担心。

"我不用火针，我给她用艾。"

说着，杨继洲掏出艾绒，搓捏成大些的艾炷，置于患者的核肿部位处，点燃了艾炷。杨继洲对王小姐说："你坚持一会儿，真撑不住时，就给你停下。"

一壮、两壮……杨继洲不停地换着艾炷。开始王小姐并未感觉怎样，一点小痛她还忍受得了，等灸到十多壮的时候，她突然叫了起来。

杨继洲停下了手中的动作，清理掉未燃尽的艾炷与残灰，宣布灸治结束。

经过这么一番治疗，王小姐的这个项核还真的就消了下去，再也没有复发。

事后，杨继洲对王西翁说："令爱可真是幸运，可不要小看这个结肿，它位于颈项，乃横肉之地，经脉会聚之所，这个地方生核肿，十分凶险，若随意灸刺，则有可能引发流窜，势难阻挡。所以，医生治疗这个病，都是慎之又慎，不敢轻易为之。"

"这个病这么厉害，开始可没听你说过啊。"

"当初恐怕吓着你们，影响治疗，故未明说。你不知道，这个病已经夺去过很多人的生命。"

"我家小女，多亏了杨太医啊。"

"王大人不必客气，也是你女儿的运道好，我也没想到病情会好转得这么快。"

三年后，杨继洲又碰到一例类似的病人。

隆庆六年（1572）的一天，钱诚翁与杨继洲偶遇，两人聊了起来。

谈话间钱诚翁提到一个病人："听说四川陈相公的长孙胸前长出个疙瘩，也不知道里面是什么东西，请了不少医生看过，都搞不清楚是什么病，还都说这个病是药物没有办法治好的。"

看杨继洲一副若有所思的模样，钱诚翁接着说道："今天见到了你，我忽然想可否请你给那孩子一治。"

"好吧，我试试。"

杨继洲来到陈相公的家里。他看到孩子确如钱诚翁所言，胸前突起异常。

诊疗过后，杨继洲作出判断，说："这是浊痰结于肺经而得不到疏散，时间越久，结得越高。"

"痰结肺经，如何疏散？"陈相公问。

"必须早点使用针灸来进行治疗。"

"只用针灸，不用吃药吗？"

"疏调肺之经气，我觉得针灸还是可以的，说药没有用，也不是绝对的，看你怎么用，有没有用对地方。"

"现在针灸吗？"

"现在不针，等我选择好日子就来针灸。"

"怎么，今天不行，还要选日子？"

"是的，有些病是要按时取穴，窦太师不是说过，拯救之法，妙用者针。察岁时于天道，定形气于予心。当然，按时取穴也不能过于拘泥，要根据疾病的类型，发病的轻重缓急来决定。这孩子的病，一来不是太急，如果是急病，就容不得我等待时间了；二来，他的病有些奇特，恐怕一般的治疗难以奏效，所以，我想根据气血流注的规律选择最好的时段来施术。"

"噢！原来是这样，杨太医高明。"

过了几天，杨继洲又来了。他对陈相公说："请把孩子的上衣解开，让他平躺在床上，我这就要针灸了。"

"现在？"陈相公问。

"对，现在，可不要误了这个时辰。"

"针哪里？"

"就针前胸，取俞府、膻中两穴。虽说这两个穴位不是肺经的，但它们位于肺胸部，又靠近病位，其中，膻中又是八会穴中气之会穴。"说完，杨继洲就在此二穴上将针扎了进去。

针刺进去后，杨继洲手持针柄，施行手法。

见陈相公不解地望着自己行针，杨继洲道："他的病因于浊痰内结，属实证，因此，我给他施用泻的手法，行六阴数。"

行完六阴之数，稍稍留针之后，杨继洲取下这两根针，然后，又在这两个穴位上各灸五壮，针灸结束后，他取出药膏，将其贴于患处。

经过杨继洲针灸药三方面的共同夹击，孩子胸前拔出了不少痰疙瘩，胸脯也平复了下来。

杨继洲针灸治疗疾病，很注意选穴的时间，有些疾病，他是以脏腑气血的运行周期，适时地选取穴位。在他所编撰的针灸专著《针灸大成》一书中，他收载的《标幽赋》《子午流注针经》《灵龟八法》《飞腾八法》等，都与按时取穴有关，可见杨继洲对时间选穴的重视。从相关的病案记录，也能够看出，杨继洲运用针灸按时取穴，已达到相当高超的水平。

171

参考文献

明·杨继洲《针灸大成》

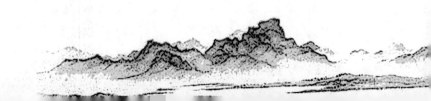

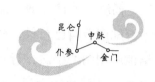

第四十七章 | **情势危女子血崩因有异**
立法别继洲补泻治不同

隆庆三年（1569）的一个夏日，杨继洲出诊回来刚刚坐定，就接到消息说，李渐庵夫人患产后血厥，请他火速去救治。

李渐庵是负责文官的铨选的官员，掌考文职官员之品级与选补升调之事。

杨继洲还未来得及喝上一口水，就立即出发赶往李渐庵的宅邸。

来到内室，杨继洲看到李夫人躺在床上，面色苍白，她生产时因失血过多而晕死过去，此时依然神昏不醒。杨继洲两眼定格在她的两只脚上。

怎么回事，足大如股，夫人的两只脚已经肿大得像大腿一样粗了，说明她的病情是非常危险的。杨继洲也紧张起来，不过，他还是静下心来，先为李夫人诊脉。

"怎么样？"李渐庵看到杨继洲一脸严肃，不禁有些恐慌，急切地问道。

"寸口脉芤而歇止。夫人的厥逆，必得于产后恶露未尽，并兼有风邪乘袭。这样一来，阴阳邪正激搏，以至于不知人事。"

"你看她的腿足肿得那么粗……"

杨继洲看出了他的担忧，说道："下肢肿痛，病势虽然危重，针灸足三阴经的有关经穴，就可以转危为安。"

杨继洲为李夫人针刺了足三阴经的有关经穴，于三阴交、太溪、太冲等穴，施用了一定的手法。

针刺后大约一顿饭的工夫，李夫人醒了，李渐庵再看看夫人的两脚，肿势已经消退了下去。

李渐庵十分惊讶。

杨继洲对他解释道:"夫人是产后恶露未尽而致晕厥腿肿。妇科病与肝脾肾经脉关系最为密切,针刺足三阴经穴,为的是疏通经脉,起到活血化瘀的作用,瘀血除净,就不会再出血了。瘀阻消除,血流复于常态,肿胀之处自然会趋于正常。"

"噢!原来是这样。"

"是的。不过,一般来说,两侧腿脚肿比单侧腿脚肿要好些,如果只是单侧腿脚肿,膝盖以下的腿肿要比肿到膝盖以上的病症好治。如果夫人是单侧肿胀,并且肿胀到大腿,我治起来恐怕也没有什么把握了。"

李渐庵夫人因产后失血导致晕厥,病势虽危,但杨继洲只针取了足三阴经穴,并未给予灸法治疗,病人就恢复了健康。同样是妇人失血,下面的一则案例,杨继洲就用了完全不同的施治方法。

那是万历七年(1579)的一天,杨继洲应行人(掌管朝觐聘问的官)张靖宸之请,急匆匆地赶到张家。

张靖宸的夫人面无血色,躺在床上,不时地翻转呻吟。

杨继洲摸了摸她的额头,感到有些发烫,于是问她:"你还有哪里不舒服?"

"全身骨节疼痛。"张夫人回答道。

"血崩以来,她的热就没能退下来,而且烦躁不已。"张靖宸补充道。

张靖宸的夫人血崩不止,病势危急。之前几位医生治后,不但身热未能降下来,反而增加他症。无奈之下,张靖宸请来了杨继洲。

杨继洲诊过脉后,说道:"脉数而中止,必是外感误用了凉药,该辛散发表的,结果病邪被阻遏于内,不得外泄。所以会出现身热、骨痛、烦躁等症状。现在,必须尽快矫正,马上给她服用羌活汤以解身热。"

说罢,他开出羌活汤方,交与张靖宸,嘱其快快取药煎服。

张夫人服了羌活汤后,身热渐渐地退了下来,骨节的疼痛也减轻了许多,随着热退,经血也止住了。

病情有所转机,但是,杨继洲不敢掉以轻心,对张靖宸说:"夫人的病是

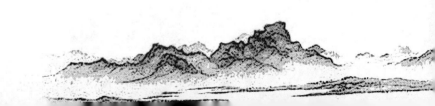

好转了，但经历过先前的误治，恐怕元气难以回复。"

张靖宸问道："会有什么样的后果？"

"唯恐病情反复。"杨继洲回答道。

听说这话，张靖宸慌了，忙问："那怎么办？"

杨继洲说："不必紧张，只要好好调补，就能保证元气的恢复。"

"怎么调补？"

"艾灸！艾灸具有扶阳固脱、补益元气的作用，可用于虚损疾病。像夫人这样的病，我看，最好选择膏肓、三里进行艾灸。"

"那就拜托杨太医了。"

杨继洲在张夫人背部肩胛骨内侧缘取穴，说："这是膏肓穴，膏肓穴是治疗病后虚损最好的穴位。为大病后的患者艾灸膏肓穴，可以起到扶阳固卫、济阴安营、调和全身气血的作用，从而使身体恢复强壮。"

杨继洲在张夫人的膏肓穴上灸了五六壮之后，又在足三里穴上灸了五六壮。

打那以后，张靖宸夫人的病就完全好了。

事后，杨继洲叹道："医生用药，必须凭借脉理，若将外感误当内伤，补其实或者泻其虚，损不足而益有余，哪能不伤害人的生命！"

杨继洲治疗疾病，是针、灸、药物并重的，如他自己在《针灸大成·诸家得失策》中所说："人之一身，犹如天地，天地之气，不能以恒顺，而必待于范围之攻；人生之气，不能以恒平，而必待于调摄之技。其故致病也，既有不同，而其治之，亦不容一律。故药与针灸，不可缺一者也。"他还说："于是有疾在腠理者焉，有疾在血脉者焉，有疾在肠胃者焉。然而疾在肠胃，非药饵不能以济；在血脉，非针刺不能以及；在腠理，非熨焫不能以达。是针灸药者，医家之不可缺一者也。"

前面的李夫人，产后恶露未尽导致血脱晕厥，杨继洲针刺足三阴经穴，为的是通经活络，瘀血除净出血自然终止。虽病情来势凶险，但毕竟病程短暂，瘀阻消除，血流复于常态，元气很快就能得以恢复。后面的张夫人，妇人血崩，外感误用凉药导致病邪结滞于内，耽误了些时日，也没能止住血，杨继洲以辛散发表之药予以矫正，解除了表证止住了血。但由于失血时间较长，已导致患者气血虚损，元气难以自然回复，所以，杨继洲选择艾灸，用膏肓、足三里穴以固扶正气。

参考文献

明·杨继洲《针灸大成》

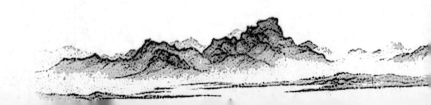

第四十八章 亲家子服乱药逆气结块
张介宾灸章门散痞解忧

军旅生涯无胜算，行医路上有名扬。

类经图翼发宏论，景岳全书放异光。

天际最红惟旭日，人身至宝是元阳。

右归九里出真火，温补学说又大昌。

这是民间流传的一首诗，诗中赞扬了一位医生的医学成就，这位医生就是明代医学家张景岳。

张景岳，名介宾，字会卿，号景岳，别号通一子。原籍四川绵竹，后徙居浙江会稽（今绍兴）。

张景岳的父亲张寿峰是定西侯的幕僚，精通医理。14岁时，张景岳跟随父亲来到京城，博览经史百家之余，拜名医金梦石为师。张景岳性格豪放，可能受先祖以军功立世的激励，他壮岁从戎，参军幕府，游历北方。后来，由于北方异族的兴起，辽西局势已无可挽回。数年戎马生涯无所成就，使景岳功名壮志"消磨殆尽"，而亲老家贫终使张景岳尽弃功利之心。

解甲归隐后，景岳潜心于医道，悉心钻研，博采众长，逐渐形成了他自己的医学理论学说，成为温补学派的主要代表人物。

他的医术名噪一时，被人们奉为仲景东垣再生。他结合自己的临床经验，写成《类经》《类经图翼》等书，并在晚年时撰写完成《景岳全书》，

一天，张景岳的女儿从婆家匆匆地回到娘家，上气不接下气地说："爹！

我小叔子生病了，左侧胸肋胀痛不止，疼得他在地上打滚。"

"他什么时候发病的？"张景岳忙问。

"有些时候了。"

"你怎么不早说？"

"他自己懂点医，平时有病，都是自己诊病，自己配药，要不多久病就好了。可是这次……"

"这次怎么了？"

"两天前一次饭后，他的胁肋突然疼痛起来，而且疼得还很剧烈。他就自己到药铺取了些行气化滞的药，服药后，效果并不明显，他又自作主张，改用吐法。可是吐后，就觉得有股气向上冲。结果，胸膈胀痛，堵得很厉害，还开始呕吐。"

"照你这么说，他发病后，用了两种药，不见好转，病情反而变得更加复杂难治。你的这个小叔子也是。好了，快准备一下，我和你一块到亲家家去。"

张景岳和女儿赶到亲家家里。一番诊查后，他认为所发的症状还是由于气滞的原因，考虑到一般的理气药物不会有太大的作用，于是，就改用了行滞破气的药。药服下后，呕吐疼痛渐止，可是，在左乳胸肋之下，却结聚成一个块，胀实拒按，胃脘与腹部犹如被一道屏障隔开了，上下不能通达，而且，在每天夜里的戌、亥、子、丑之时，更是胀不可忍。

因其不再呕吐，张景岳觉得这时可以用下法了，大凡大黄、芒硝、棱、莪、巴豆等药，及萝卜子、朴硝、大蒜、橘叶捣罨等法，都试过了，却丝毫没有效果，反而愈攻愈胀。张景岳疑为脾气受伤，但是，又不能用补，而到此时，病人已经汤水不入二十余日。张景岳也有些茫然了，该怎么办呢？难道就这样看着病人一天天衰弱下去吗？万般无奈之下，他试着用手揉按其患处。

"哇！"病人突然叫了一声。

"怎么？"张景岳问。

"你刚刚按的，就在肋下一点，痛得连胸腹都感觉到了。"

"哪里？是不是这里？"张景岳一边细细触按，一边问道。

"哎！就是这里。"张景岳停下了动作，他的手指触及之处，正当章门

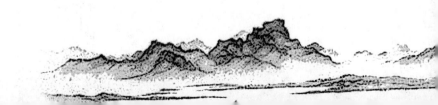

穴位置。

这章门，既为脾募，又为脏之会，且当乳下肋间，正属虚里大络，胃气所出之道路。

张景岳想，日轻夜重，本不是有形的积块，而按这个地方能影响另一个地方，则说明病在气分无疑。用汤药以治气病，并不是说不好，只是不如艾灸，艾火散气，往往是仅用药物所不及的。

于是，张景岳制作神香散，嘱咐病人日服三四次。同时用艾炷为他灸章门，共灸了十四壮。

张景岳灸章门，为的是逐散其结滞的胃气，果不其然，三天未到，亲家儿子的胀痛就慢慢地平息了，饮食也渐渐地增加了。

事后，张景岳感叹道，这样的病证确实够奇怪的，预后也是难以测定的，但是，由于临症的偶然机遇，使他找到了一个行之有效的方法，而不至于攻补失当。

神香散，出自《景岳全书》卷五十一。由丁香、白豆蔻（或砂仁亦可）各等份组成。将二味药为末，每次 1.5 ～ 2.1 克，甚者 3 克，用温开水送下，一日二至三次。若寒气作痛者，姜汤送下。本方具有理气宽中、温中祛寒的作用。主治寒凝气滞，胸胁或胃脘胀痛，呕哕气逆，噎膈。方中丁香温胃暖脾，降逆止呕；白豆蔻芳香化湿，理气畅中。二药合用，共奏理气宽中、温中祛寒之功。

178

参考文献

明·张景岳《景岳全书》

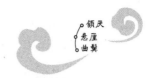

第四十九章 | **周复庵患头痛发汗昏睡**
李中梓灼关元回脱回阳

"复庵！ 复庵！ 你醒醒！"

一个年近五旬的男人躺在床上，紧闭着双眼，守在床边的妇人在他的脸上拍打了两下，见丈夫没有反应，妇人有些慌乱，她连摇带推，可丈夫就是不醒来。

"哇——"的一声，憋了很久的妇人，急得突然哭了起来。

周复庵，吴门人，年约五十，平素嗜酒如命，家人多次劝诫，他都听不进去。他不曾想到，这酒带给他的伤害有多大。

一天，他像往常一样，就餐时喝了不少酒，酒后不多时，他就感到头痛，还发起热来，

头痛发热本来是临床上最为常见的病症，也最容易诊断治疗，可是，周复庵请医生看过服了药后就汗出不已，继而昏睡不起。见病情不好反重，家里赶紧请来了李中梓。

李中梓，字士材，又字念莪，别号尽凡居士，明华亭（今上海松江）人。其父李尚衮为兵部主事。李中梓青年曾应科举，后因自己多病而转攻医学。李中梓精于脉诊和辨证，处方灵活，治病常有奇效。

他深入钻研医学名家的著作，博采众长。他论述医理，能够深入浅出，所著的著作大多通俗易懂，如《内经知要》《医宗必读》等，故而深受中医初学者的喜爱。

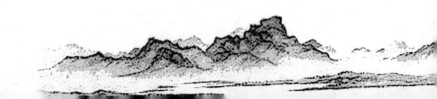

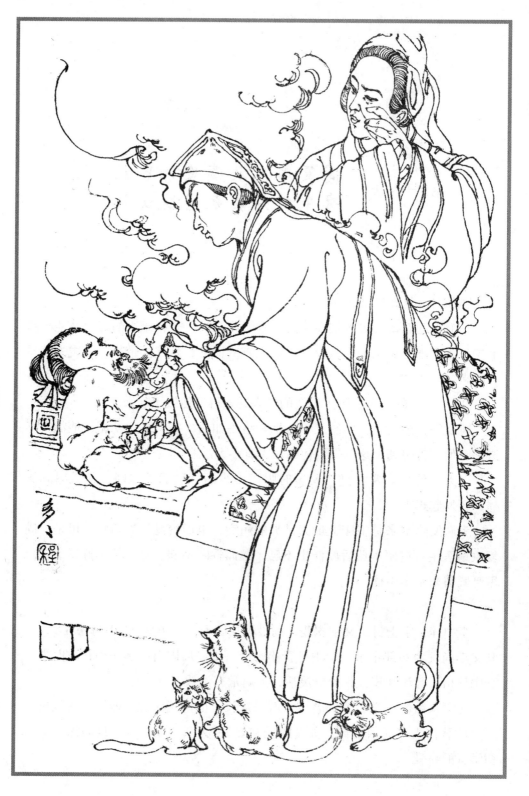

李中梓来到周家，为周复庵诊视一番后，问道："刚开始发病是什么情形？"

妇人道："刚开始发病时，他只是说头疼，我摸了他的额头，感觉到他有些发热了。"

"只是头疼发热吗？"

"只是发热，当时也没见有什么汗。"

"什么原因引起？"

"不知道啊。"

"发病前他都做过什么？"

"也没什么，就是喝了些酒。"

"多吗？"

"半斤多。"

"喝了这么多酒，再经冷风一吹，能不发病么！ 可他现在昏厥，周身不停地出大汗，这可是阳气大伤的表现。是中间又发生了什么事吗？"

"我们开始请的医生说，他的头痛发热，属于表证，给点羌活汤发散发散，汗出来就会好的，可羌活汤服下后，汗是出来了，但这汗一出，却再也止不住了，流出的汗液湿透了他的衣裳，这还不算，我看到他的头突然向旁边一歪，就昏死了过去。"

"原来是这样，此乃发散过度，阳气大伤，要尽快地固扶阳气。"

"那就请您赶快给他开药吧！"

李中梓走到周复庵的跟前，扳动他的下颌，周复庵牙关紧闭，根本就扳不动。李中梓对周复庵的夫人说："恐怕他现在根本吃不下药。"

"这可怎么好？"周夫人一难过，眼泪掉了下来。

"夫人不要着急，他牙关紧闭，暂时不能用药，我们再想其他办法。"

"有办法吗？"

"有！ 就是艾灸，以艾灸的方法，回阳救逆，促使他苏醒。"

说罢，李中梓拿出一些艾绒，揉搓成许多艾炷，他先取过一壮艾炷，放置于周复庵腹部关元穴的位置上，点燃艾炷。

李中梓灸关元穴，仅灸到十壮，就发现周复庵的身体动了，他有了知觉。

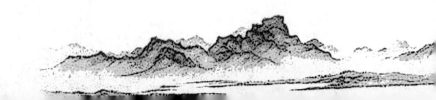

又过了一会儿，周复庵醒了。李中梓见他醒了，可以服药了，就开出四君子汤加生姜、桂枝，令其家人煎煮，让周复庵内服，一日三剂。

周复庵服了三天药，感到身体轻松了好多。

三天后，由于家事纠纷，周复庵心里有些不快活，加上身心疲劳，致使他再一次地出现昏厥。李中梓看到这次他的牙关还不是太紧，就令其家人以好参一两、熟附二钱、煨姜十片煎汤给他灌下。

徐徐饮服些许药液后，周复庵睁开了双眼，但是，还没说上两句话，就又晕了过去。李中梓嘱续服前方，共服下三两好参，还是没能够止住昏厥的发作，一天之内，竟然昏过去七次。

到了第二天，李中梓改用羊肉羹、糯米粥，以养血补气，这天的昏厥次数已减至两三次。继续服食药膳到第五天后，周复庵就再也没有昏厥了。

李中梓对周复庵说："你虽然好了，但是身上的元气还虚得很，没有两三年时间的调摄，是不能完全康复的。"

周复庵按照李中梓的吩咐，两个月期间，共服下人参四斤，三年之内，服煎药六百剂、丸药七十余斤，至此，周复庵才完全恢复了健康。

周复庵是因为气血虚损而导致昏厥。李中梓认为，气与血为人所赖以生存的物质基础，气血充盈，外御百邪，病安从来；气血虚损，给诸邪袭扰的机会，则百病丛生。虽然说阴阳是相互依存、互为化生，但是对于阳气与阴血，他更看重阳气，认为正如《素问·生气通天论》中所说的"阳气者，若天与日，失其所则折寿而不彰，故天运当以日光明……凡阴阳之要，阳密乃固"。他非常重视东垣学说，认为气血阴阳对人体的作用中，以气、阳为主。

李中梓对于这个表证发汗过当的患者，采用了艾灸关元穴的办法。关元穴具有回阳救逆、益气固脱的作用，也是强身健体的一个保健要穴。李中梓在本案中所用的方药，如四君子汤加姜、桂，人参加熟附、煨姜，无一不是从补气壮阳上考虑的。

艾灸具有回阳固脱的作用，对阳气虚脱而出现的大汗淋漓、四肢厥冷、脉微欲绝等症具有较好效果。回阳固脱的穴位以关元、气海两穴为主，施以艾炷灸。神阙穴（脐窝）亦是回阳固脱的重要穴位，其操作的方法为，用精细的食盐填平脐孔，将一两分厚的姜片于中心处用针刺数孔，置于盐面上，再于姜片之上放置大艾炷，点燃施灸。

参考文献

明·李中梓《医宗必读》

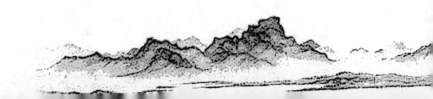

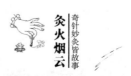

头临泣　目窗　正营　
阳白　　　　　　　　承灵
　　　　　　　　　　脑空
　　　　　　　　风池

第五十章 | 王夫人虚劳失治保命难 古月老灸药巧施除疴去

发热、咳嗽、吐血、少食，是虚劳证的主要症状。

不少著名的医学家在虚劳证的治疗上，是针灸与药物配合应用，而针灸的应用更是以灸法为重。胡珏就是如此。他巧妙立方，加上艾灼，将诸多医生束手无策、病情濒危的患者抢救了过来。

胡珏，字念安，自号古月老人。清代钱塘人。精医理，每遇危急病证，其他医生没有办法的时候，他总是能够出奇制胜，因此病家见到他，常亲切地称他为古月先生。

一天，胡珏走在街上，突然听到有人喊："古月先生！"

胡珏循着声音望去，啊！原来是他，王在廷。

一看到王在廷，胡珏就想起了多年前的往事。

当年，王在廷的妻子病虚劳，是胡珏为她诊治的。在胡珏接诊之前，王夫人已经先后经过好几个医生的治疗，治疗的结果是毫无效果。

王夫人患虚劳已经十几年了。胡珏第一次见到王夫人时，在他眼前的是一个喘促不停，口吐涎沫，时不时地呕血，难以进食，骨瘦如柴的妇人。

胡珏诊视后，问道："发病多长时间了？"

"十多年了。"王在廷道。

"这么多年中，是怎么给她治的？"

"请了好几个医生，也吃了不少药，可就是看不到有多大的改善。"

"噢！　原来是这样。把她吃过的药方给我看看吧。"

"好，我这就给您拿。"

不一会儿，王在廷拿了一沓药方出来，交给胡珽。胡珽一张张地看过，一边看一边摇头。

"有什么不妥吗？"

"你看这些方子，大多用的都是些滋阴润肺温平的药物，像你夫人这样的病，如若按照这个方子吃下去，如何能有起色？"

"这是为何？"

"医圣张仲景说过，咳嗽的人加剧咳嗽，大多口吐痰沫，为脾虚也。古代圣贤说过：肾之阳气，不能上交于肺则喘。还说：脾虚而失生化之源则喘。这就是说，喘与先后天之本肾与脾都有关系。你夫人的病，已脾肾败脱，这类药物不能再用下去了。如果改用温补的方法治疗，估计还是有好转希望的。"

"那就请先生就给开个方子吧！"

胡珽拿起笔来，开出了药方，重投人参、黄芪、干姜、附子等药。

胡珽的药方还真够灵验的，王在廷的夫人服药后，症状就减轻了。

两天后，王在廷告诉胡珽说："吃了您开的两剂药以后，她就不喘了，可奇怪的是，她现在泻得很厉害。"

"泄泻乃是脾肾阳虚的缘故。"胡珽说完，又在方药中加上吴茱萸、肉豆蔻两味药。

王在廷的夫人服了这个方子后，病情日渐减轻，十余剂后病情已减去十之六七，胡珽恐怕这个病难能除根，又决定给她艾灸关元穴。

胡珽搓好艾炷，放在她的关元穴上，一壮一壮地灸了起来。

"哇！　好痛。"三五壮之后，她有些忍不住，叫了起来。

"你再忍一忍，灸不到位是没有用的。"胡珽耐心劝道。

王在廷的夫人咬紧牙关，继续艾灸，可肌肤的灼痛还是让她时不时地扭动身躯。

"啊！　太痛了，我受不了啦！"终于，在灸到五十壮的时候，她再也无法忍受下去了，身体突然剧烈地晃动起来。胡珽也觉得这样是没有办法灸下

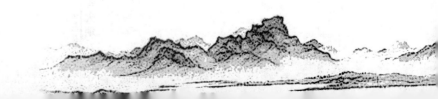

去了，于是，就除去了尚未燃尽的灸炷。

胡珽想，虚劳的灸治，灸量都是很大的，只给她灸到五十壮，能行吗？他清楚地记得，南宋医家窦材《扁鹊心书》中两例治愈虚劳的病案，一例灸了两百壮，另一例灸至五百壮。

……

王在廷的夫人患虚劳病，病了十年才遇上胡珽，胡珽为她治疗虚劳后又过了十年，这十年间，胡珽就没见过王在廷，那么，他的夫人现在如何了？

好在寒暄几句后，王在廷就提起了自己的夫人："贱内也一直惦记您呢，当年多亏您救了她一命。她现在好着呢！这十多年来很少犯病，比我的身体还强呢！"

"是吗！那真是太好了。"胡珽心中非常高兴。

"还不是托您的福，要不是您的话，她早就命归黄泉了。"

"那还是你们照料得好啊！"

是啊！他们两人说的都不错，病人身体的康复，既要医生妥当地治疗，病人家属的精心护理也是必不可少的。

虚劳病的治疗，"虚则补之"为其大法，而补之前必先明其阴阳。阴虚大补真阴，阳虚大补元阳，不得在补阴时伤及阳气，或补阳时伤及真阴。王在廷的夫人脾肾阳虚，宜甘温益火，补阳以配阴。而先前的医生，以为阴虚，其治疗必然会伤阳气，当引以为戒。

参考文献

清·魏之琇《续名医类案》

后　记

　　2010 年 11 月 16 日，联合国教科文组织保护非物质文化遗产政府间委员会第五次会议，在内罗毕审议并通过将中国的申报项目"中医针灸"列入"人类非物质文化遗产代表作名录"。这个项目的成功申报是对中国传统医学文化的认可，对进一步促进"中医针灸"这一宝贵遗产的传承、保护和发展，提高国际社会对中华民族优秀传统文化的关注和认识，增进中国传统文化与世界其他文化间的对话与交流，保护文化多样性都具有深远的意义。

　　联合国教科文组织曾在 2003 年 10 月，在巴黎召开的第 32 届大会上，表决通过了《保护非物质文化遗产公约》(以下简称《公约》)，确定了非物质文化遗产的概念、分类、保护模式，强调保护传统文化，以维护人类文化的多样性。

　　《公约》所定义的非物质文化遗产包括两大类：一是濒危、亟待抢救的项目"急需保护的非物质文化遗产名录"，一是历史悠久、具有民族特性的优秀项目"人类非物质文化遗产代表作名录"，中医针灸申遗属于后者，属于《公约》第二章第 2 条规定的"有关自然界与宇宙的知识和实践"领域。

　　针灸虽未到濒危、亟待抢救的地步，但不可否认的是，这个历史悠久、颇具民族特性的医疗项目，其受到的社会关注程度远远低于人们的预想，大量的人群从未接受过针灸治疗，更不用说对于针灸这一学科的了解了。

　　同时，我们也注意到，中医针灸的人才培养，忽略了人文知识的教育，学生虽然医古文考得不错，但实际阅读古典医籍的能力不强，这可能与他们不习惯阅读，对中医针灸历史发展的各个阶段，所形成的各种流派的了解欠缺有关。

　　针灸申遗成功，有助于促进国家对针灸文化传承和保护研究的投入，从

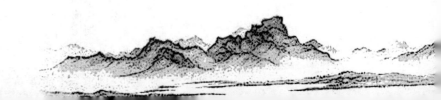

文化层面，系统整理传承针灸各家流派，开展针灸文化的理论研究，做好针灸的文化传承保护，创新医术；同时也有助于推动中医药医疗、保健、教育、科研、产业、文化"六位一体"全面发展，使其更好地为人类健康服务。

在针灸申遗的前一年，即2009年的年底，我就开通了博客，为了让读者对针灸这门学科有所了解，我尽量采用浅显的语言或通俗的叙事方式进行写作。

2010年3月，中国中医药出版社的编辑马勤和我取得联系，请我写一部通俗易懂、易于传播的针灸作品。我想，新中国成立60年来，关于针灸文化方面的书籍，还很少有人写过，用文学的语言介绍针灸的文化历史，名人轶事，与针灸相关的趣味杂谈等，以彰显针灸的作用与功效，这对于普通大众来说，比起专业性强的学术论文更容易阅读和理解，更能勾起他们对针灸医学的兴趣与爱好，也能激起一部分人学习针灸的热情，这对于针灸学的光大传承，不无裨益。于是，我想写一部《针灸文化纵览》，内容包括上古传说、大家风范、神医佳话、草泽奇人、杏林星殒、自我保健、悬壶漫道、感受箴言、传承交流、成语典故、穴名谜语、针灸之最等12个部分。

我将我的想法与马勤进行了沟通，马勤从编辑的视角给我分析，认为文化纵览的范围有些过大，主题不太突出，几经商榷，确定去除成语典故、穴名谜语、针灸之最的内容，将余下的部分，总括为古代医家的针灸往事，以故事的形式写出，定名为《奇针妙灸皆故事》。

本书原计划60章，每章以一个历史人物，一个中心故事为主，或伴有与主题相衬的其他人物和故事。我参照章回小说的惯例，在每篇故事的前面冠一对联似的篇名，以点明故事大意。因书中叙述的故事时间跨度大，从周代到清代近两千年，故"章""回"的选用，取"章"弃"回"。

25年之前，我曾策划编写过一部针灸医案的图书，名曰《古今针灸医案医话荟萃》，其中的古代医案有一部分内容可以作为故事的素材，但是，医案毕竟不是故事，故事要有时间、地点的交代，要有情景、情节，要有关键人物的背景介绍，要有人物之间的关系与互动，而人物之间的活动，以对话最为突出，因此，要使医案成为故事，还需要做很多工作。另外，可作为故事素材的针灸医案案例还不足以满足本书的需要。

首先，关键人物，即古代名医，或有一定地位或身份的人物，都要给出一个背景说明，这些人物的介绍，多出自经史之中，古代医案中也有所介绍。为此，我不得不重新查阅二十四史或相关的史料，重点搜揽方技人物的内容，或在古代医案中找寻资料。可能有人会问，你为何不在《辞海》《中医学词典医史分册》中去搜寻，当然，《辞海》《中医学词典医史分册》中有医学人物的介绍，但毕竟这些介绍都是着重于医学方面，至于这些人物的成长过程、人生经历、与其他关键人物之间的关系等等都少有介绍，而这些内容，对于讲述故事，是非常重要的。

　　2010年11月，在我的60章内容写得差不多的时候，得知我国"中医针灸"申遗成功的消息，马勤与我相互勉励，认为"中医针灸"的申遗成功，对于针灸文化的普及与推广，是一个良好的契机。受"中医针灸"申遗成功的激励，我重新审视了我所写的所有内容，发现60章的内容，还不足以概括我想讲述的历史上比较有影响的针灸往事。而马勤也觉得，对一些中医大家，诸如皇甫谧、葛洪、孙思邈等所用的篇幅不足，应该重笔描述。

　　从史书与古代医案中，我又发现了一些之前没有收录的针灸事例，这样，我所书写的篇章，从60章增加到了80章。由于字数较多，我决定将《奇针妙灸皆故事》一书，一分为二，分成两卷，即《针方奇谭》与《灸火烟云》，每卷设定50章。《针方奇谭》描写的主要是针刺方面的故事，而《灸火烟云》所叙述的则以艾灸为主，或灸刺，或兼以火针的相关内容。

　　至于那些重量级的人物，我也增加了一些笔墨，使他们的人物形象更加丰满。

　　皇甫谧、葛洪、孙思邈等人，分别留下中医宝典《针灸甲乙经》《肘后备急方》《备急千金要方》和《千金翼方》等，但经史中，很难找到有关他们针灸活动的记述，如何写，怎样写，曾一度困扰着我，最终，还是从人物关系上求得突破。皇甫谧的成才与幼时养母的教导有关，洛阳纸贵与皇甫谧推举《三都赋》的作者左思有关，而针灸的有关内容还可以通过他与两个儿子——童灵与方回的互动来进行表述。葛洪性格沉静，最好的朋友就是广州御史邓岳，是邓岳介绍他到罗浮山炼丹的，邓岳也常去看他，通过对他们俩的交往的描写，便能将《肘后备急方》中的有关内容糅合进去。孙思邈被尊为"药王"，阿是取穴法与他有关，当时的一些名士都对他崇敬有加，向

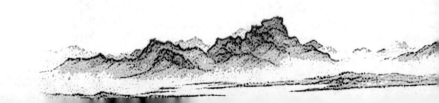

他讨教，通过孙思邈与名士卢照邻的对话，来表述针灸治疗中一些玄妙的道理。

诸如此类的例子还有很多，如写下《骨蒸病灸法》的崔知悌，据说原书已经亡佚，其有关内容都附于后世他人的著作之中，所以，他灸治骨蒸病的事情就难以下手着笔，后来，我在《宋以前医籍考》中发现了他的序文，这才给我提供了所要写的素材。崔知悌在任司马期间，曾多次带领他的随员到骨蒸病的疫区，应用家传的灸四花穴的方法，防治骨蒸病，描写崔知悌的这一章，就是通过艾灸过程中，崔知悌与随员之间的对话，解读膏肓俞穴的灸治方法。同样，庄绰的《灸膏肓俞穴法》写的是灸膏肓穴的方法，从他的后记中，知道了他发病、虚衰，及通过灸膏肓穴获愈的整个过程，因此，叙述起来也就方便了。

我还注意到，有的历史人物，会出现在两个或更多的经史书上，如华佗，在《后汉书》《三国志》上都有所记载；在写"晋景公梦竖子"的篇章时，看到《左传》与《史记》也都有相关人物的记述。遇到这种情况，我就根据写作的需要，或互参，或相互糅合，或有所取舍。

为了提高读者的阅读兴趣，在史书、古代医案及有关杂记之外，我又搜罗了一些与针灸相关的古小说、传奇故事，以及不见经传的野史，从中筛选，取其有益的内容，列入书中。这类故事虽说其背景模糊，无据可查，甚至有些情节太过离奇，但其说理的部分对于后学者还是有启发作用的。

野史、传说难以言真，并不是说正史的内容就都是确实可靠的，正史的有关内容，也要辩证地看，如《南史·张融传》中徐秋夫疗鬼病，就不会有人把它当真。另外，《左传》中医缓能知道晋景公的梦境可能都有所演绎。

关于针灸治疗的道理，有些史料或者病案有明确的记述，如郭玉一章，郭玉就"医者，意也"所做的解释，指出了达官贵人看病的四难及其解决的办法。但也有很多素材中的病案临床疗效不错，只简单地介绍了治法，至于为什么却没有明确的说法，如张元素治臭阴一章，只说张元素选取少冲、行间两穴，施用了泻法。这么简单的内容，怎么写故事。原本想放弃这个内容，但考虑到张元素是金元四大家之一的李东垣的老师，是易水学派的开山鼻祖，有关他的内容不但要写，而且还要写他的医事活动。想到这段文字的原文出自李东垣之手，很可能这是李东垣随张元素侍诊亲眼所见。仔细思考

灸火烟云

奇针妙灸皆故事

张元素的针灸处方，少冲、行间均在肢体的末端，皆为五输穴，应该是五输穴的相互关系在起作用。从五行生克的关系看，行间属于肝经，肝经属木，行间是肝经的子穴，在五输穴中属火，泻行间有清肝泻火的作用。肝平不得克脾，脾胃和顺湿热得以清除。少冲属于心经，心经属火，心经（火）为肝经（木）的子经，泻心经有肝实则泻其子经的含义，两穴这样合用，效果就出来了。因此，我将这中间的道理，通过李东垣随师张元素诊病的情节和师徒两人的对话，自然地表达出来。这种通过立方探询医理的个案还不少，这里就不一一赘述。

考虑到历代医家所形成的针灸各家流派，本书搜集了一些风格独特的中医名家的针灸轶事，以便读者对针灸学的了解更为全面。如书中介绍了在经穴考订上影响较大的人物，有绘制经穴三人图的甄权、孙思邈，有制作针灸铜人模型的王惟一；在文献考证方面有所成就的滑伯仁、张介宾、李中梓等人；注重辨证选穴的医家皇甫谧、孙思邈、杨继洲，都是重量级的人物，所写的篇幅较多。在针灸治疗手法的应用上，有倡导八法八穴的窦汉卿；采用多种针刺手法的杨继洲；注重刺络放血的张子和、李东垣；注重灸法的葛洪、陈延之、窦材、许叔微、朱丹溪、罗天益等。

在针灸应用于临床各科方面，薛立斋、陈实功侧重于外科，万密斋侧重于儿科，陈自明侧重于妇科，本书没能搜集到陈自明治疗妇科病的事例，有所遗憾，倒是有一治疗儿科疾病的事例。妇科针灸，选取徐文伯、张文仲、庞安时等人的故事载于书中。

从针灸用穴的特点看，张元素善用特定穴中的五输穴，李东垣善用俞募穴，而孙思邈、王执中、张介宾都是阿是穴法应用的高手，阿是穴法的应用，并非像人们想象的，哪里痛就扎哪里那么简单，而是需要认真仔细地判断、诊察，方能探得准确的灸刺位置。在针灸药并用方面，杨继洲、张介宾表现得比较突出。各种治疗方法应用比较全面的则数周汉卿，他内科、外科都很精通，对按摩也很有研究，针灸施术出神入化，毫针、刺血、火针、长针、金针拨翳，无所不能。

一些医家在针灸发展的历史上地位显著，且留下来的文献资料又比较多，因此，在两卷书中所占有的篇章就比较多。如杨继洲，他所撰著的《针灸大成》，可谓是针灸发展史上的里程碑，《针灸大成》中，杨继洲的针灸病

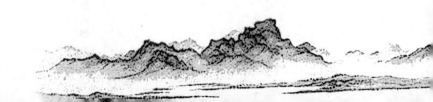

案共有 31 例，不能一一地改编成故事，我只是从中选择比较突出的，便于叙述的，结合他的序言，进行归纳，整理成九个篇章。再如李东垣，他是易水学派的核心人物，学派创始人张元素的弟子，李东垣的徒弟有王好古、罗天益，因此，李东垣在易水学派中起到了承上启下的作用。在李东垣与罗天益的医学专著中，也保存着不少针灸相关的医案，因此，书中收录的李东垣与罗天益师徒俩的针灸故事也比较多。另外，金元四大家中的张子和、朱丹溪的故事也不少，这与他们在临床中常用针灸，并留有可贵的医籍医案有关。

世医家族在本书中也有所介绍，如南朝时，徐熙与他的子孙，名医辈出，代代相传，徐家世医，从徐熙到徐文伯等，共经历了七代，出了十二位名医。明代的《名医类案》，则凝聚着江瓘、江应宿两代人的心血。

书中也叙述了一些没有名姓可查的针灸人物，如《针方奇谭》第十七章中，宋仁宗患病，当太医无计可施的时候，是草泽医治好了他的病，在王惟一铸铜人的故事中着意穿插这件轶事，为的是提醒人们，不要小看科班外的郎中，说不定，高手就在民间。

中医针灸是中国的国粹，是中国传统文化中的精华，有着悠久的历史和深厚的底蕴。要想学好针灸，必须要有一定的文化功底，要对我国的传统文化，如国学、历史、人文等有所了解。为此，我在书中着意穿插了一些与主人公相关的历史事件，如汉文帝的刑法改革与仓公淳于意受刑有关，南朝太医徐文伯经历过刘宋、萧齐的政权交替，沈括的职务被贬与他参与王安石的变法有关等。同时，我也有选择地收录了一些与针灸或故事人物相关的诗词歌赋，如班固为淳于意之女缇萦所写的五言咏诗，韩愈用五言诗写的有关灸疗治疟的《谴疟鬼》，辛弃疾用药物名称为名医马荀仲写的宋词《定风波》以及元好问、奥屯周卿写的优美词曲。另外，不同历史时期的文化形态也能在一些篇章中有所体现。

2012 年 4 月，我写完《奇针妙灸皆故事》中的《针方奇谭》与《灸火烟云》两卷，慎重起见，我从头向后浏览，以避免出现历史错误，如列国时诸侯称霸，雄踞一方的诸侯，只能称国君，不能称陛下；东汉之前还没有发明纸张，到了魏晋时期，纸张才被广泛地应用起来。

古代纪年法，有用"天干"和"地支"相配的干支纪年法；列国时期的王公年次纪年法；从汉武帝起，帝王即位都有年号，用帝王年号来纪年的帝王即位纪年法。为了给读者一个比较清楚的时间概念，对所有的古代纪年，皆另外标明公元纪年，如洪武十年（1377）。为了保证对历史事件的客观描述，对原素材明确标出年代的，我皆保留。

这是一项细致入微的工作，我对照《辞海》中的"中国历史纪年表"，从第一章开始，到最后一章，涉及纪年的，逐一核对。以王公、帝王纪年的还比较容易找出公元的年份，但有些书里只用干支纪年，天干地支相互组合，六十年为一甲子，有的帝王掌权超过六十年，搞不好，对应出来的公元纪年就有可能差错六十年。为此，不得不仔细核对帝王纪年，并考察医家的生卒年份及其行医经历，来求得准确的时间。书中尽量将干支纪年的时间改作帝王纪年，或在干支纪年前加上帝王纪年，以便于读者查找原文。

在核对纪年时，我还发现了两个新的问题，在《针方奇谭》的开篇中，秦越人为虢太子诊治疾病的地点在虢国。而从秦越人行医的生活时段看，虢国已经不存在了，《史记》中所说的发生在虢国的事可能有误，我又查找了一些资料，发现有不同的说法，如司马贞的《〈史记〉索引》认为"虢"应该为"郭"，而刘向的《说苑》则直指赵国。但秦越人为虢太子诊治疾病的故事已广为流传，故本书姑且以《史记》所说叙事。还有李东垣、罗天益的篇章中，由于师徒两人生活在金、元统治的北方，而非南宋，因此，与他们有关的年代表述，还是以他们生活所在地地区的统治者的年号为纪，而不用宋纪元。

在本书创作过程中，我想，作为针灸历史故事书，如果能有部分插图，岂不更好？我寻思着，谁能帮我做这件事？我想到了我原安徽中医学院的同事金嘉仕，他原来在中医学院做教学的绘图工作，年幼时曾跟国画大师程十发学过画，我把我的想法告诉了他，他没有直接答应我，只是说，我会给你想办法的。2012年9月，他身体不适，我前往探视，他告诉我，他已经和程多多说好了，委托程多多为这两卷书做插图。程多多自小随家父程十发学习绘画，1981年赴美国深造，就读于著名的现代艺术学府——旧金山艺术研究院，1986年获美术硕士学位，为上海中国画院海外特邀画师。金嘉仕身体康复后，带我一同前往程多多在上海的寓所，我拿出两卷书共100章的打印稿给他看后，他欣然答应为我作画。现在两书的20幅插图，都是他一人

193

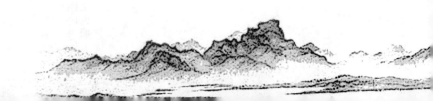

所绘。

本书的面世，得到了医界同事和友人的大力支持，特别是责任编辑马勤，对本书的撰著提出过不少有益的建议；著名画家程多多为本书的部分章节绘制了精美的插图；金嘉仕为完善本书提供了热情的帮助；本书在审校的过程中，还得到了严君白、徐斯伟两位教授的协助，再次对他们表示感谢！

灸火烟云

奇针妙灸皆故事